颞 骨 显 微 外 科 技 术
苏 黎 世 指 南

MICROSURGERY OF THE TEMPORAL BONE
The ZURICH Dissection Guidelines
Second Edition

第二版

主　　编：Ugo FISCH

副主编：Thomas LINDER

审　　校：高志强

翻　　译：夏　寅　冯国栋

 中国协和医科大学出版社

图书在版编目（CIP）数据

颞骨显微外科技术：苏黎世指南 /（瑞士）费驰（Fisch, U.），（瑞士）林德（Linder, T.）著；夏寅，冯国栋译. —北京：中国协和医科大学出版社，2014.8

ISBN 978-7-5679-0079-0

Ⅰ. ①颞… Ⅱ. ①费… ②林… ③夏… ④冯… Ⅲ. ①颞骨－显微外科学 Ⅳ. ① R681

中国版本图书馆 CIP 数据核字（2014）第 071612 号

著作权合同登记图字：01-2014-3006 号

颞骨显微外科技术（苏黎世指南）

主　　编：	Ugo FISCH
副 主 编：	Thomas LINDER
翻　　译：	夏　寅　冯国栋
责任编辑：	戴申倩

出版发行：中国协和医科大学出版社
（北京东单三条九号　邮编 100730　电话 65260431）

网　　址：www.pumcp.com

经　　销：新华书店总店北京发行所

印　　刷：北京雅昌艺术印刷有限公司

开　　本：889×1194　　1/16 开

印　　张：5.75

字　　数：110 千字

版　　次：2014 年 5 月第 1 版

印　　次：2017 年 7 月第 2 次印刷

定　　价：120.00 元

ISBN 978-7-5679-0079-0

（凡购本书，如有缺页、倒页、脱页及其他质量问题，由本社发行部调换）

～～ 著者介绍 ～～

Ugo FISCH 教授 医学博士
瑞士苏黎世哈里斯兰登医院耳鼻咽喉中心

Thomas LINDER 教授，医学博士
瑞士卢塞恩州立医院耳鼻咽喉科

Katja Dalkowski 医学博士
绘制 97 张医学插图，德国布肯霍夫

本指南是基于 FISCH 国际显微外科基金会在瑞士苏黎世大学解剖学系
组织的每年一次的颞骨解剖学习班使用的教学材料编写
系主任：Oliver Ullrich 教授，医学博士

感谢 20 多年来为该学习班提供帮助、对本书中所述外科原则的
进一步完善作出贡献的下列学者
John May 教授，医学博士
美国北卡罗来纳州 Wake Forest 大学

Rodrigo Posada 教授，医学博士
哥伦比亚 Pereira 大学

FISCH 国际显微外科基金会

中文版序

Ugo FISCH教授曾担任瑞士苏黎世大学医院耳鼻喉科主任30年（1970–1999），被国际上公认为"现代耳外科奠基人"、"侧颅底外科之父"，创办FISCH国际显微外科基金会、著有《Skull Base Surgery》等，致力于为全世界培养耳外科、颅底外科人才，桃李满天下，影响几代人。

在向William House等大师们学习的基础上，FISCH勇于创新、另辟蹊径，集数十年临床经验、经耳外科临床实践、用教学证明其价值，建立了独特的耳外科技术体系，形成了自己的临床哲学思想。FISCH认为安全实施耳科手术所需的操作技能只能在正确的教学指导下、通过系统而认真的颞骨解剖训练来获取。FISCH特别强调充分的暴露是手术获得成功的先决条件，力求在暴露病变和保留功能之间达到最佳平衡；换言之，牺牲一些表浅的、无关紧要的结构，更有利于保留深层次的重要结构。正是为了体现FISCH的哲学思想，本指南期望以先进的理念、科学的设计、可靠的步骤、精细的操作来实施每一例手术，再配以清晰的图示、详尽的注释，使初学者也可以循序渐进地掌握手术方法，进而应用于临床。在内容编排上，本指南更具体地展示了FISCH技术体系：首先是最基本的中耳手术，涉及外耳道成形术、鼓膜修补术、听骨链成形术、乳突根治术（开放及闭合技术）等；在此基础上，由中耳向内耳进军，介绍了两种与众不同的镫骨成形术；进一步深入，介绍了最经典的内耳手术–人工耳蜗植入术；进一步扩展，介绍了最有代表性颞骨外科手术–岩骨次全切除术。

工欲善其事，必先利其器。众所周知，现代耳科学发端于上世纪50年代，正是依赖手术显微镜、耳科电钻、耳科器械的发明和应用，才极大地推动了耳外科学的发展。本指南的另一大特点就是FISCH教授详细地图示了实施以上手术所需的设备及器械（其中不乏FISCH教授原创及改进），以便读者可以按图索骥，规范使用。本指南作为FISCH显微耳科学习班的专用教材已逾20载，为五大洲培养了数以千计的耳科专家。更难能可贵的是FISCH教授盛名之下并未故步自封，而是不断地与时俱进，结合科技发展、临床实践，进一步补充、完善其理论体系。这就是奉献于各位读者面前的第二版指南。

夏 寅
2014年5月

目　录

A.1　简介 ……………………………………………………………………………………… 6

A.2　一般准备 ………………………………………………………………………………… 6

A.3　特殊外科技术 …………………………………………………………………………… 7

B　闭合式技术 ………………………………………………………………………………… 7

　　B.1　鼓室–鼓窦开放术 …………………………………………………………………… 7

　　　　B.1.1　软骨外耳道成形术 …………………………………………………………… 7

　　　　B.1.2　骨性外耳道成形术 …………………………………………………………… 9

　　　　B.1.3　鼓膜成形术 …………………………………………………………………… 13

　　　　B.1.4　鼓窦开放术 …………………………………………………………………… 15

　　　　B.1.5　上鼓室开放术 ………………………………………………………………… 15

　　　　B.1.6　经乳突鼓窦引流术 …………………………………………………………… 16

　　B.2　鼓室–乳突根治术 …………………………………………………………………… 16

　　　　B.2.1　乳突根治术 …………………………………………………………………… 17

　　　　B.2.2　后鼓室开放术 ………………………………………………………………… 17

　　　　B.2.3　上鼓室根治术 ………………………………………………………………… 18

　　B.3　闭合式技术鼓膜成形术和听骨链成形术 ………………………………………… 19

　　　　B.3.1　鼓膜成形术 …………………………………………………………………… 19

　　　　B.3.2　听骨链成形术 ………………………………………………………………… 20

C　镫骨开窗术 ………………………………………………………………………………… 22

　　C.1　砧骨–镫骨开窗术 …………………………………………………………………… 22

　　C.2　锤骨–镫骨开窗术 …………………………………………………………………… 28

D　开放式乳突–上鼓室根治术（或开放式MET） ………………………………………… 32

　　D.1　乳突根治术 ………………………………………………………………………… 32

　　D.2　上鼓室根治术 ……………………………………………………………………… 34

　　D.3　完成乳突–上鼓室根治术 ………………………………………………………… 34

E　开放式乳突根治术中的鼓室成形术（开放式鼓膜成形术和听骨链成形术） ……… 35

　　E.1　Ⅲ型鼓室成形术 …………………………………………………………………… 35

　　E.2　全听骨链重建术 …………………………………………………………………… 36

　　　　E.2.1　FISCH 钛合金全听小骨假体 …………………………………………… 36

　　　　E.2.2　FISCH 钛合金新锤骨 …………………………………………………… 41

F　附加颞骨解剖 ……………………………………………………………………………… 42

　　F.1　人工耳蜗植入术（CI） …………………………………………………………… 42

　　F.2　岩骨次全切除术（SP） …………………………………………………………… 46

　　　　F.2.1　保留耳囊的岩骨次全切除术 …………………………………………… 46

　　　　F.2.2　切除耳囊的岩骨次全切除术 …………………………………………… 47

G　推荐阅读文献 ……………………………………………………………………………… 49

H　听小骨假体和器械 ………………………………………………………………………… 50

　　H.1　FISCH 钛合金中耳听小骨假体 ………………………………………………… 50

　　H.2　用于中耳手术中的FISCH特殊器械（鼓室成形术、乳突根治术、镫骨开窗术） ……… 50

A.1 简介

本文所介绍的一系列外科技术相关步骤需要在2块颞骨上完成。第1块颞骨用于闭合式乳突根治术以及相关的鼓膜成形术和听骨链成形术（砧骨搭桥）。第2块颞骨用于镫骨外科手术（砧骨-镫骨开窗术和锤骨-镫骨开窗术）和开放式乳突-上鼓室根治术。

本指南所介绍的外科技术需要特殊的手术器械。最重要的器械在手册中用斜体字标明。需要更详细的听小骨假体和器械的资料请参考H章。需要更多外科技术资料请参考G章（相关文献）。

A.2 一般准备

颞骨应放置在正常手术位置：后面朝向术者方向，颞颌关节远离术者方向。

使用切割钻切除多余的颞骨鳞部以便将颞骨固定于颞骨固定器上，并可前后自由旋转。

开始，将外耳保留在颞骨上，以便完成完壁式乳突根治术中的软骨外耳道成形术训练。完成软骨外耳道成形术（或无耳廓者）后，于外耳道骨-软骨结合部外侧2cm切断外耳道，剔除所有与颞骨解剖无关的软组织。

辨认下列解剖标志（图1）：

① 颞线　　　　④ 鼓乳裂
② Henle嵴　　⑤ 鳞鼓裂
③ 乳突尖　　　⑥ 岩鼓裂

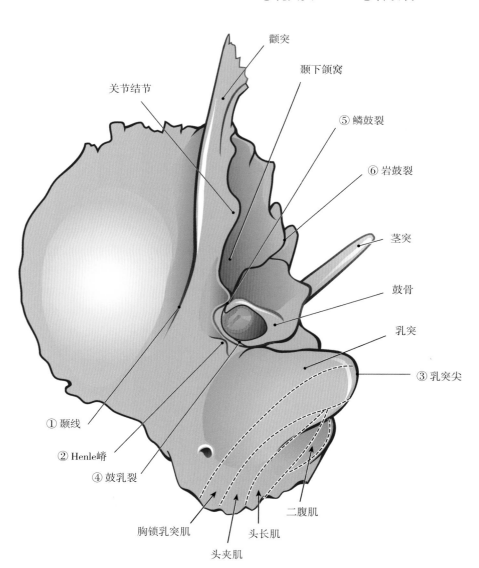

颧突
颞下颌窝
关节结节
⑤ 鳞鼓裂
⑥ 岩鼓裂
茎突
鼓骨
乳突
③ 乳突尖
① 颞线
② Henle嵴
④ 鼓乳裂
二腹肌
胸锁乳突肌
头长肌
头夹肌

图1

A.3 特殊外科技术

B 闭合式技术

B.1 鼓室 – 鼓窦开放术

手术步骤包括:

软骨外耳道成形术,骨性外耳道成形术,听骨链成形术,鼓膜成形术,鼓窦开放术,上鼓室开放术和乳突引流术。

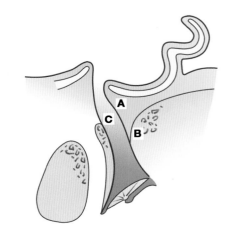

图2a

B.1.1 软骨外耳道成形术

概述

当外耳道软骨部相对于骨部外耳道非常狭窄时,除了做骨性外耳道成形术外,必须进行*软骨外耳道成形术*(图2a,C)。外耳道外侧狭窄常见于先天异常、轻度畸形、骨质增生、和术后疤痕。狭窄可导致听力损失、耵聍栓塞、慢性外耳道炎、难于检查、外耳道成形术后自洁能力下降等。

软骨外耳道成形术的手术原则就是切除多余的耳甲腔软骨和骨质(图2a,图2b;A–B)。手术在显微镜下进行。

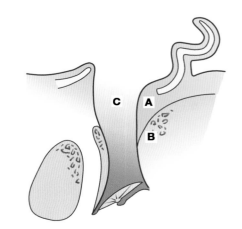

图2b

皮肤切口

第一切口与耳内进路一样,起于耳屏和耳轮脚之间12点位置(图3,A-B-C),向深部延伸至骨性外耳道顶壁。

第二切口起于6点,切透外耳道底壁软骨环(图3,D-E)。

第三切口沿外耳道后壁水平连接上述两切口(图3,C-D)。

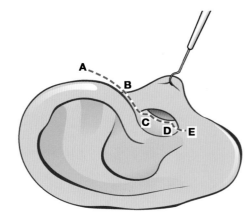

图3

将皮瓣向外侧掀起

使用鼓室成形剪掀起外侧皮瓣。注意保持皮肤完整,尤其是分离皮肤薄、黏附紧的耳甲腔软骨时(图4)。

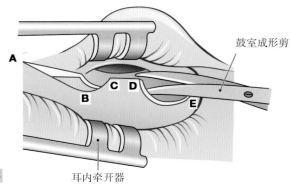

鼓室成形剪

图4   耳内牵开器

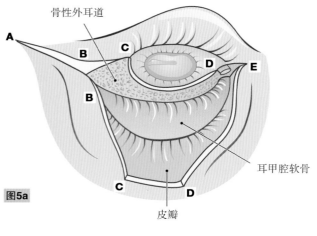

图5a

骨性外耳道

耳甲腔软骨

皮瓣

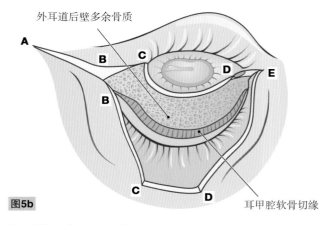

图5b

外耳道后壁多余骨质

耳甲腔软骨切缘

暴露并切除耳甲腔软骨

暴露和切除多余的耳甲腔软骨（**图5a**），被切除软骨和下面骨质之间的软组织也要去除（**图5b**）。

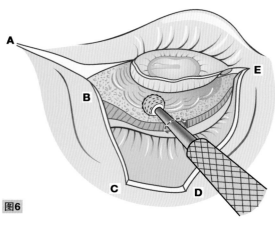

图6

扩大骨性外耳道

使用金刚钻磨除外耳道后壁多余骨质，扩大骨性外耳道（**图6**）。

缝合切口

缝合切口前，于外耳道皮瓣下部做一松解切口（**图7，F**）使皮瓣上部能向上旋转（**图8，C，D**）。使用4-0缝线缝合固定皮瓣上部，覆盖扩大的骨性外耳道上部（**图9**）。扩大的骨性外耳道下部保持开放，2~3周内将自行愈合。

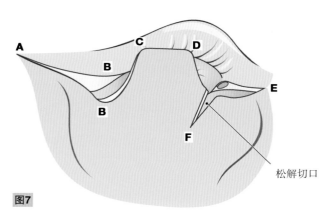

图7

松解切口

注意：外耳道软骨部成形术只能在保留耳廓的颞骨上进行。一旦实施此手术，就无法进行B.1.2所介绍的耳后进路的初始步骤。

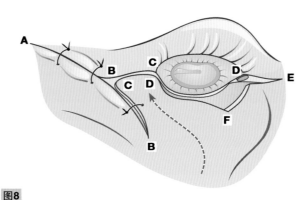

图8

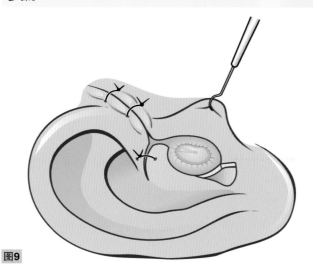

图9

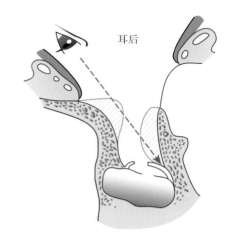

图10

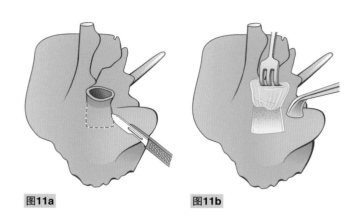

图11a   **图11b**

B.1.2 骨性外耳道成形术

概述

任何鼓室乳突手术步骤的目的都是*通过环行扩大骨性外耳道以便在一个显微镜视野下看清整个鼓环*（图10）。

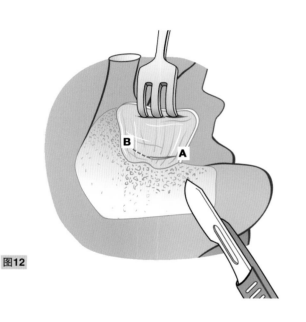

图12

骨膜瓣

使用15号刀片切制示指大小的耳后骨膜瓣（**图11a**）。利用乳突骨膜剥离子分离骨膜瓣（**图11b**）。

暴露外耳道

使用15号刀片于骨性外耳道口深面切开外耳道后壁皮肤（**图12**，A–B），开放外耳道，并将切口上端向前延伸至2点处（右耳）（**图13**，B–C）。使用*Key*剥离子去除骨面软组织。

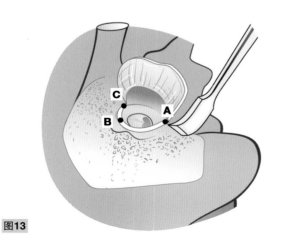

图13

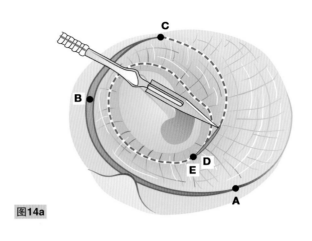

图14a

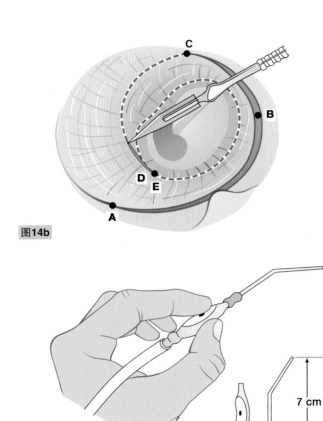

图14b

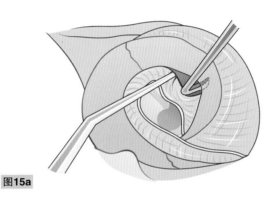

图15a

图15b

7 cm

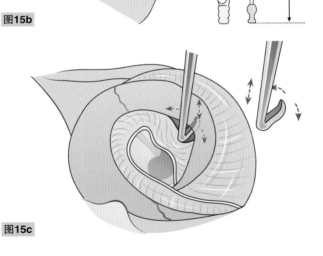

图15c

外耳道皮瓣

仔细剥离、制作蒂在下方的外耳道大皮瓣并将皮瓣分离至外耳道口之外，才可能在一个显微镜视野下看清整个鼓膜。临床上，这种皮瓣的优点就在于通过蒂部保持皮瓣血液供应。

外耳道皮瓣切口

使用安装在特制圆刀柄上的11号刀片切制外耳道皮瓣，右耳切口如**图14a**，左耳切口如**图14b**。

两个切口：第一切口从内向外螺旋形上升（**图14a**，**图14b**；D–C），第二切口为*内侧环形切口*（**图14a**，**图14b**；D–E）。

*螺旋切口*起于鼓环外侧2mm（右）7点处，沿外耳道前壁向外旋转，在2点处与顶壁切口相接（C）。我们知道颞骨皮肤切口不出血，并且有时看不到切口全貌（译者注：而实际手术中是出血的）。因此，必须牢记上述切口路线，使用刀尖按图所示逐步切开皮肤。左耳相应皮肤切口见图14b。

掀起外耳道皮瓣

右手持*FISCH显微剥离子*、左手持*显微吸引器*掀起外耳道皮瓣（**图15a**，**图15b**）。显微吸引器管长度7cm，以便术者的左手可以舒适地放在患者头部（**图15b**）。

使用显微吸引器管头部牵开皮瓣，左手示指控制负压大小（**图15b**）。

显微剥离子头部必须始终贴紧骨壁，在垂直和水平方向上轻轻移动分离外耳道皮瓣（**图15c**）。使用*FISCH显微剥离子*分离时可用小盐水纱布片保护皮肤。

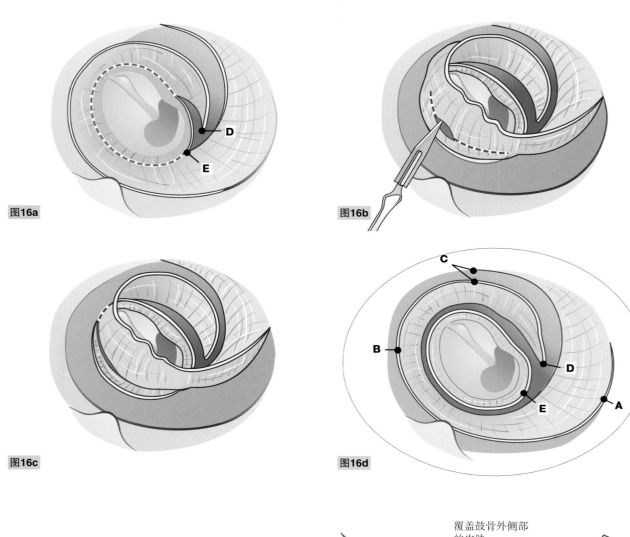

图16a

图16b

图16c

图16d

环形皮肤切口

掀起外耳道皮瓣的外侧部后，做环形皮肤切口：起于螺旋切口的起始部（**图16a**，D-E），距鼓环外侧2mm7点处（右）或5点处（左）环形一周（**图14a**，**图14b**）。利用*鼓室成形显微剪*（改良Bellucci剪）沿骨性外耳道峡部完成切口前半部，使用安装在*特制圆刀柄*上的11号刀片切开外耳道皮瓣后半部（**图16b**）。然后，使用*直显微鼓室成形剪*将切口向顶壁延伸，连接切口前、后部（**图16c**）。**图16d**显示已完成的外耳道皮瓣（亦可参见**图14a**）。

从鼓骨剥离外耳道皮瓣

这一步要小心操作，暴露鼓骨的内侧及外侧的表面。这要求扩大外耳道皮瓣的基底，使其扩展从前上方的鼓乳裂到鼓骨的后外表面（**图17**，C-D）。

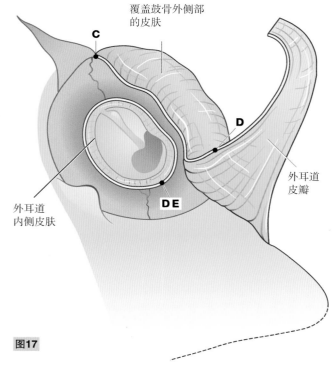

覆盖鼓骨外侧部的皮肤

外耳道内侧皮肤

外耳道皮瓣

图17

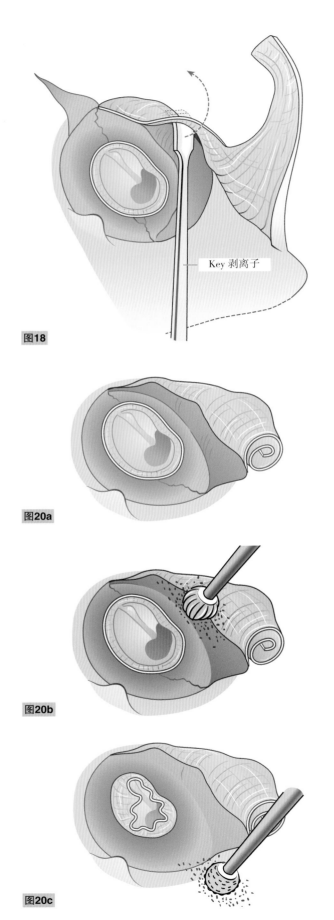

图18

图19

鼓鳞缝　暴露鼓骨外侧面

外耳道
皮瓣

外耳道
内侧皮瓣

鼓乳缝

Key 剥离子

图20a

图20b

图20c

使用Key剥离子分离覆盖鼓骨后表面的皮肤，剥离子头沿着骨性外耳道的前壁外侧部移动，轻轻向前转动，完全暴露鼓骨上缘（**图18**）。这样，从*鼓乳裂到鳞鼓裂彻底暴露鼓骨外侧面*，这种暴露是能实施充分的环绕一周的耳道成形术的前提（**图19**）。

骨性外耳道成形术

一般情况下，由于多余的鼓骨遮挡，观察鼓膜前下部视野受限。正确的扩大外耳道的方法是利用切割钻或金刚钻磨除突出的骨质（**图20a-图20c**）。

在狭窄的外耳道，鼓环前下方难以看清，有时甚至完全被骨质遮盖。这种情况下，可在外耳道底壁6点处磨一骨沟直到清晰看见鼓环白线（**图21**）。*此项技术可避免损伤面神经、颈静脉球或颈内动脉，因为在鼓环外侧磨外耳道底壁是不会接触这些结构的*（**图21**）。

确认鼓环后，逐步尽可能多的暴露鼓环，到达鼓室前后嵴。去除所有突出的骨质后，不必调整显微镜的位置即可看清鼓膜全貌（**图22a，图22b**）。

外耳道骨部成形术后，需要在内侧皮瓣做松解切口以便铺放到合适的位置（**图22b**）。

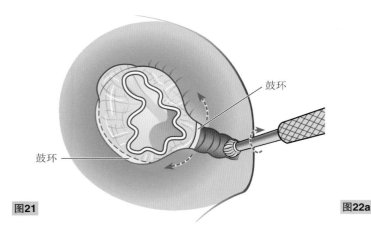

图21

鼓环

鼓环

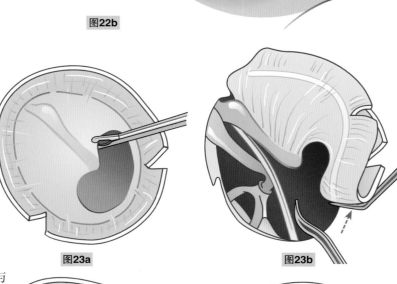

图22a

图22b

B.1.3 鼓膜成形术

探查中耳和准备移植物

制作新鲜穿孔边缘

使用*超精细活检钳*制作中央性大穿孔新鲜边缘（**图23a**）。

此步骤需在掀起外耳道皮肤-鼓膜瓣之前完成，以保证鼓膜有足够的张力。

剥离外耳道皮肤-鼓膜瓣

使用*显微剥离子*从鼓室后棘掀起后上外耳道皮肤-鼓膜瓣，暴露锤骨柄、砧骨长突和镫骨（**图23b**）。注意保护鼓索神经，使用*FISCH肌腱刀*从鼓膜内侧面分离鼓索神经。使用显微剥离子将下方鼓环从鼓沟分起（**图23c**）。

继续掀起外耳道皮肤-鼓膜瓣到4点（右，左侧为8点）以获得足够前部空间固定内植移植物。注意"内植和外植"是指移植物与鼓沟的位置关系，而不与鼓膜位置关系（可参见19页B.3.1鼓膜成形术）。千万不要掀起2-4点处（右）前下鼓环（左侧为8-10点），否则可导致外耳道-鼓膜角变钝，影响鼓室成形术效果。

切开外耳道皮肤-鼓膜瓣（摇门技术，Swinging-Door Technique）

使用鼓室成形显微剪将掀起的外耳道皮肤-鼓膜瓣后部剪开，形成两片（**图23d**）。

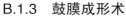

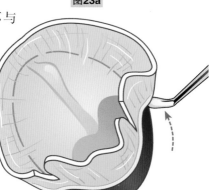

图23a

图23b

图23c

图23d

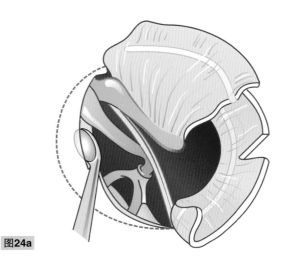

图24a

探查听骨链

使用*小刮匙*扩大外耳道后上壁，暴露锤骨前突和韧带、锤砧关节和全部镫骨（**图24a**，**图24b**）。

探查听骨链的完整性和活动性。使用关节刀分离砧镫关节（**图24b**）以免触动听骨链时耳蜗受损（特别是处理锤骨柄时）。使用*1.5mm 45°钩针*清理锤骨尖附着上皮，同时，用第二个钩针将锤骨柄牵向外（**图24c**）。

准备内植移植物的前方辅助固定点（次全穿孔）

遇到次全穿孔或前方穿孔时，在1-2点间将鼓环从鼓沟分离（右）（**图25a**）。颞肌筋膜的前上部将通过此裂隙固定于此，这样就不需要在前鼓室填塞明胶海绵（Gelfoam™）支撑颞肌筋膜。

磨出新鼓沟

使用小金刚钻在骨性外耳道内侧端4-2点间磨出一个新鼓沟（**图25b**），此鼓沟用于随后放置筋膜（如**图25b**所示）。

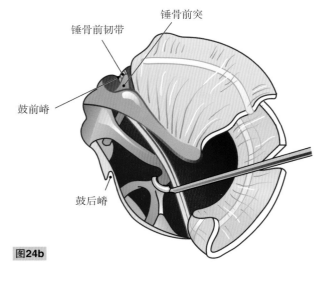

锤骨前突

锤骨前韧带

鼓前嵴

鼓后嵴

图24b

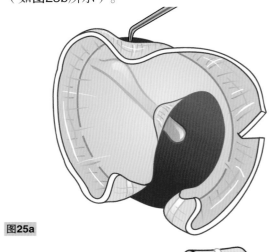

图25a

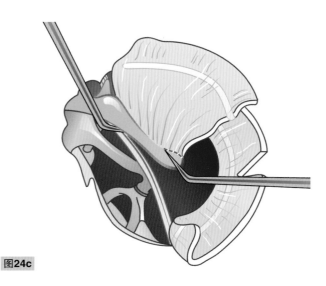

图24c

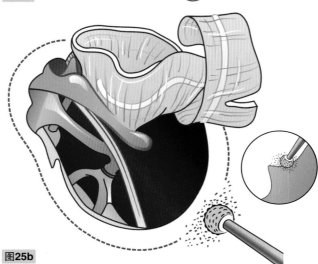

图25b

内植法移植物支撑点

当次全穿孔和前下方大穿孔时，内植移植物支撑点：

①新的前下鼓沟边缘。
②锤骨柄下方。
③后鼓沟和鼓索神经。
④前上部鼓环与鼓沟的裂隙。

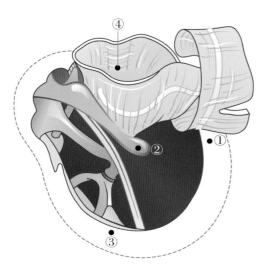
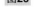

图26

B.1.4 鼓窦开放术

当怀疑咽鼓管功能不确定（是否正常）或中耳黏膜异常时需开放鼓窦，鼓窦位于颞线与外耳道后壁平行线的交叉处（**图27**）。

磨除中颅窝脑膜和乙状窦表面的骨质，表面仅留骨壳（*轮廓化*），显露中颅窝硬脑膜和乙状窦。沿着轮廓化的中颅窝硬脑膜即可显露鼓窦。不用磨除外耳道口的骨质。开放鼓窦至暴露外半规管（**图28**）。

B.1.5 上鼓室开放术

冲水试验检查上鼓室是否通畅

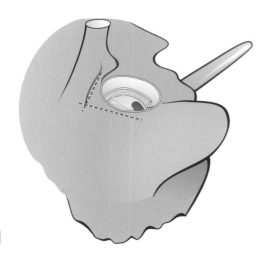

图27

使用橡皮球从鼓窦冲洗，确认林格氏液顺利进入中耳并从外耳道流出。否则，则需要沿轮廓化的中颅窝底向前磨除骨质直至暴露砧骨和锤骨（*上鼓室开放术*）。清理阻塞的疤痕组织和包绕听骨链的肥厚黏膜使鼓窦入口畅通（*上鼓室根治术*）（见32页**图64**）。

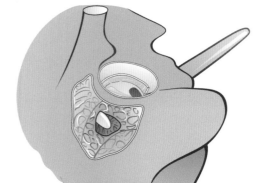

图28

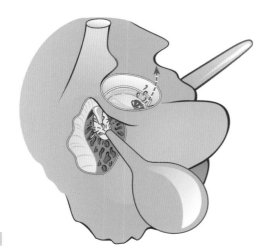

图29

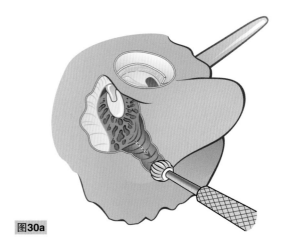

图30a

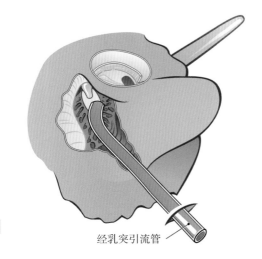

图30b

经乳突引流管

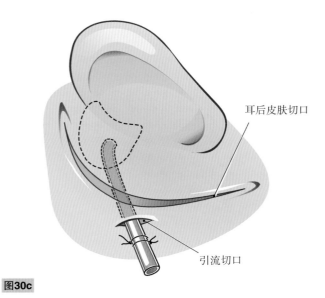

图30c

耳后皮肤切口

引流切口

B.1.6　经乳突鼓窦引流术

鼓窦暴露后，沿窦脑膜角向后磨一骨沟放置经乳突引流管（Kaja-Drain）（**图30a**）。引流管为聚乙烯管，外径5mm，将其放入弯金属管中加热至80℃，塑形成110°角的弯管。

将引流管弯部放在鼓窦处，通过耳后皮肤切口引至体外（**图30b**，**图30c**）。

用弯钳将引流管穿过耳后引流切口，并将其弯部放在鼓窦处。

B.2　鼓室–乳突根治术

概述

闭合式乳突根治术–上鼓室根治术联合鼓室成形术（MET）要求的步骤包括：

软骨外耳道成形术，骨性外耳道成形术，鼓窦–上鼓室开放术，乳突根治术，后鼓室开放术，听骨链成形术，鼓膜成形术和乳突引流术。

上述某些步骤与前面讨论过的耳后进路鼓室–鼓窦开放术相同（见第7页）。

B.2.1 乳突根治术

识别面神经（图31）

- 轮廓化中颅窝脑膜、向上扩大鼓窦，开放上鼓室、暴露砧骨和锤骨头，在外半规管下方确认面神经鼓室段①。
- 轮廓化乙状窦、暴露窦脑膜角，请勿在小洞中或悬骨下操作。
- 沿乳突尖暴露二腹肌外侧面，沿二腹肌上界和外侧面向前辨认茎乳突骨膜纤维（向前上弯曲），轮廓化茎乳孔②。
- 暴露后半规管，牢记面神经锥曲段位于后半规管下界前外侧2mm处③。
- 根据外半规管、后半规管和茎乳孔判断面神经的走行。使用大金刚钻头磨除覆盖于面神经外侧面的骨质，轮廓化面神经乳突段。

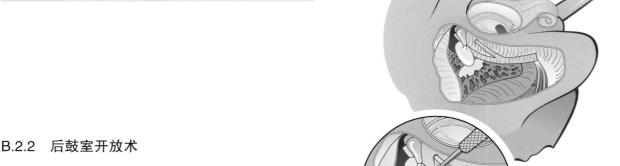

图31

B.2.2 后鼓室开放术

　　位于面神经锥曲段、鼓索神经、覆盖砧骨短脚的后拱柱和外耳道后壁之间的空间为*面神经隐窝*（图32）。隐窝的大小和气化程度变异很大。磨除面神经锥曲段和鼓索神经之间的骨质（**图33**），同时注意保护已轮廓化的面神经乳突段和锥曲段。*后鼓室开放术就是开放一个中耳通道*。避免暴露面神经（保留一层骨壳），钻头勿碰砧骨，不要损伤鼓索神经和鼓环。*外耳道后壁勿磨太薄以免发生迟发性萎缩*（**图33**）。

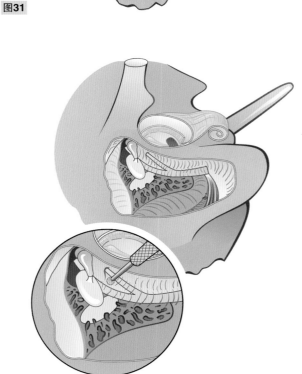

图32

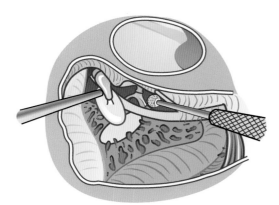

图33

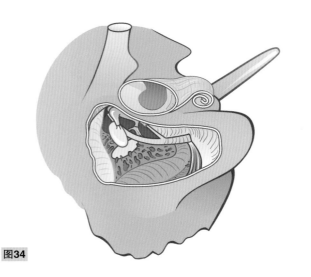

图34

在看清面神经的前提下，尽量扩大面神经隐窝。如果乳突腔狭窄，可磨除砧骨后韧带后方的骨质以获得足够空间。使用金刚钻磨低覆盖外半规管、面神经锥曲段和鼓室段后部的骨质。这样也可以暴露鼓索神经（**图34**）。通过开放后鼓室和上鼓室，以下中耳结构可以识别（**图45**）：

- 镫骨和镫骨肌腱
- 面神经鼓室段
- 圆窗
- 砧骨短突和长突
- 锤骨头、匙突、鼓膜张肌腱
- 咽鼓管鼓口（偶见）

B.2.3 上鼓室根治术

分离砧镫关节，使用*1.5mm 45°钩针*外旋移动砧骨，注意保护鼓索神经（**图35a**）。如果砧骨长突影响鼓索神经，可用锤骨剪切断砧骨长突。

从锤骨下表面分离鼓索神经，使用锤骨剪切断锤骨头（**图35c**）。如果锤骨前韧带玻璃样变，可用*0.8mm*金刚钻磨断（参见**图58c**）。去除锤骨头和鼓膜张肌腱皱褶以保证前鼓室和鼓室上隐窝相通。

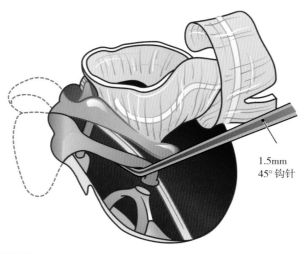

1.5mm
45°钩针

图35a

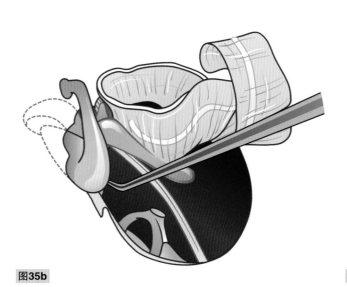

图35b

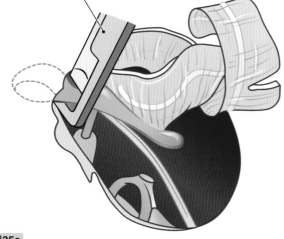

锤骨剪

图35c

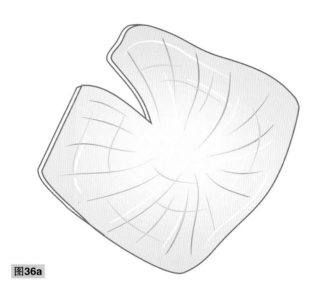

图36a

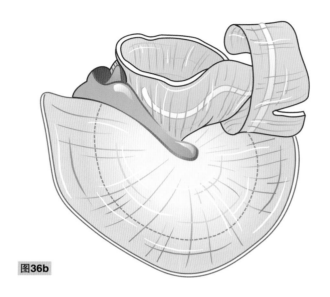

图36b

B.3 闭合式技术鼓膜成形术和听骨链成形术

B.3.1 鼓膜成形术

概述

术语*内植*和*外植*是指移植物与鼓沟的关系，而不是与鼓膜的关系。因此，*前内植*意味着颞肌筋膜（或实验中的湿纸片）放置在前方鼓沟的下面、与前鼓室外侧壁相贴。这种情况下，鼓环和前方残留鼓膜位于颞肌筋膜的表面。*后外植*意味着颞肌筋膜放置在后方鼓沟的上面，残留鼓膜（或外耳道皮肤–鼓膜瓣）将覆盖颞肌筋膜。

内植移植物

训练时可用取材于外科手套包装纸的湿纸片，根据预定锤骨柄位置用刀做一个切口（**图36a**）。

掀起摇门式鼓膜瓣（*前方2–4点除外*）以保证有足够空间将移植物插入穿孔的前缘下方。移植物放在*锤骨柄内侧、鼓索神经和后下鼓沟的外侧*（**图36b**）。

对次全穿孔和前上大穿孔，移植物也应固定在鼓环和鼓沟之间（*右耳1点钟，左耳11点钟*）。

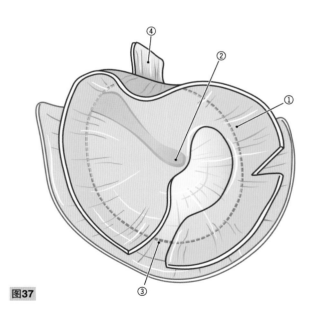

图37

移植物有以下支撑点（**图37**）：

①下方鼓沟表面。
②锤骨柄内侧面。
③后方鼓沟和鼓索神经表面。
④前上部鼓环与鼓沟之间的裂隙。

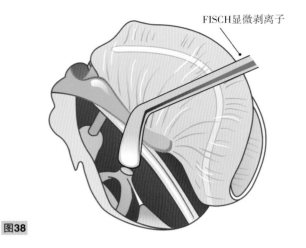

FISCH显微剥离子

图38

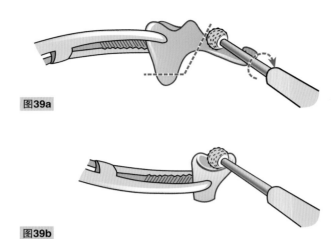

图39a

图39b

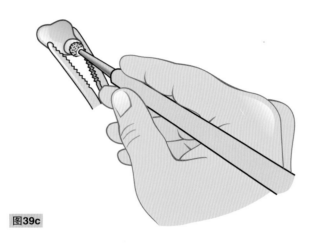

图39c

B.3.2 听骨链成形术

B.3.2.1 砧骨搭桥

B.3.2.2 自体砧骨

当镫骨完好、锤骨柄和鼓膜前半部存在时，重建方法提倡采用*自体砧骨搭桥*。

测量植入体的长度和角度

使用2.5mm长的*FISCH显微剥离子*测量植入体的准确的长度和角度。

塑形自体砧骨

使用小弯钳夹持砧骨体，使用金刚钻头磨削（**图39a**）。磨短砧骨长突和砧骨体后部，谨记此时磨出砧骨体平面决定了重建听骨链的角度。将砧骨的关节面磨成凹形，以便与锤骨柄衔接（**图39b**）。使用0.6和0.8mm金刚钻头在砧骨体另一面磨出一个凹口，与镫骨头相接（**图39c**）。

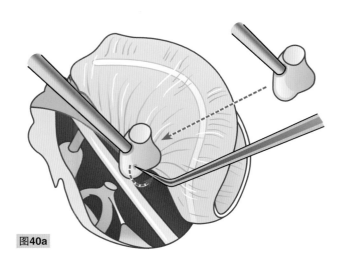

图40a

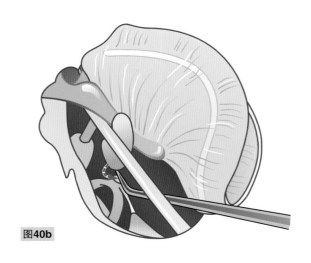

图40b

植入修改后的自体砧骨

使用最大的显微吸引器和 *1.5mm 45°钩针* 旋转自体砧骨，将其放置在锤骨柄和镫骨头之间（**图40a，图40b**）。鼓索神经可帮助固定植入的砧骨（**图40a–c**）。

B.3.2.3 钛合金砧骨

如果自体砧骨无法使用时，可选用钛合金砧骨（KARL STORZ，Tuttlingen，德国）（**图41a**）。根据使用FISCH显微剥离器测量的长度选择不同听小骨（3，4或5mm）（**图38**）。可用金刚钻将听小骨与镫骨头和锤骨柄相接触的表面磨粗糙。磨削时需用*特殊砧骨持钳*固定钛合金砧骨（**图41b，图41c**）。使用 *2.5mm 45°钩针* 插入钛合金砧骨上特制小孔将其放置在在锤骨柄和镫骨头之间（**图41d**）。钛合金砧骨要像自体砧骨一样准确放置（**图41e**）。

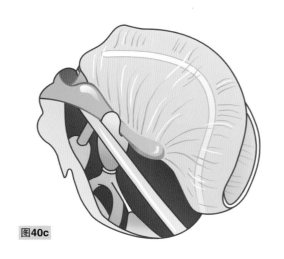

图40c

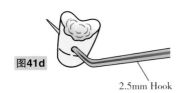

图41d

2.5mm Hook

图41a

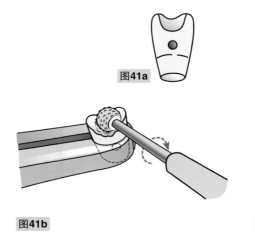

图41b

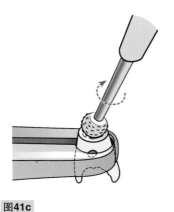

图41c

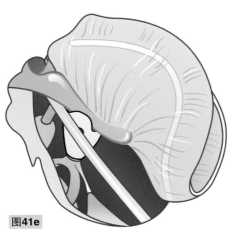

图41e

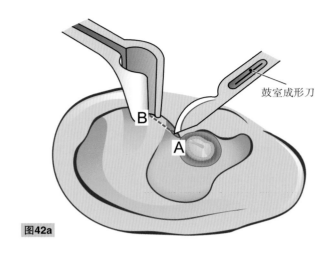

鼓室成形刀

图42a

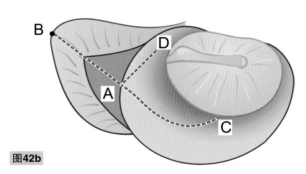

图42b

C 镫骨开窗术

概述

*镫骨开窗术*是指在镫骨足板上打开一个标准小孔。这个术语常泛指在砧骨和前庭之间放置人工镫骨，而不管镫骨足板开孔是非常标准的还是切除部分足板造成的（"小窗技术"）。作者认为，"*镫骨开窗术*"专指前者，后者应称为"*镫骨部分切除术*"。

在锤骨和前庭之间放置人工镫骨称为"*锤骨前庭固定术*"，这个名词不考虑人工镫骨是通过精确测量的开孔还是部分或整个足板切除后造成的开孔到达前庭。镫骨假体应用越来越广泛，为了避免这种混乱，作者建议使用"*砧骨–镫骨开窗术*"和"*锤骨–镫骨开窗术*"两个术语代表人工镫骨分别通过砧骨或锤骨柄连接镫骨足板开孔。

为了获得一个标准的足板开孔，颠倒经典镫骨开窗术的步骤被证明非常有效：在去除镫骨弓之前，先在足板上开孔。这种情况下，镫骨小窗直径不能超过0.5mm，相应的人工镫骨直径为0.4mm。

C.1 砧骨 – 镫骨开窗术

耳内皮肤切口

使用15号刀片在耳屏软骨和耳轮脚之间12点处做耳道口切口（**图42a**，A–B）。切开软组织至骨性外耳道口在颞骨标本上（需要去除骨性外耳道表面多余的软组织以获得更好的暴露）。

外耳道皮肤–鼓膜瓣

使用安装在特制圆刀柄的11号刀片做鼓膜–外耳道皮瓣切口。

切口后部起于8点处，从鼓环螺旋形上升至外耳道口外侧界（42b，C–A）。切口前部起于1点处，延至耳内切口下界（42b，D–A）。

注意：当怀疑锤骨部分或全部固定时，应做一个大的外耳道皮瓣（类似28页锤骨–镫骨开窗术）。

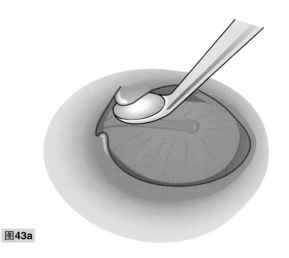

图43a

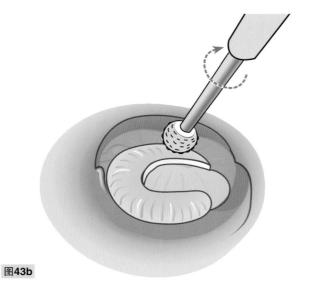

图43b

外耳道成形术

掀起外耳道皮肤–鼓膜瓣,使用刮匙或金刚钻磨除突起的鼓鳞嵴和外耳道前上壁,以便暴露锤骨前突和韧带(**图43a–图43c**)(操作过程中切勿分离鼓环和Rivini切迹,以免污染的林格氏液流入中耳)。

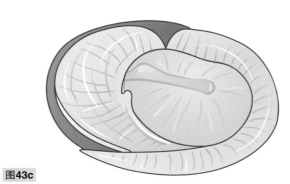

掀起外耳道皮肤–鼓膜瓣

此步操作最重要的标志就是鼓室后嵴(Rivini切迹的后端)和鼓室前嵴(鼓室的前端)。首先使用*FISCH*显微剥离子从鼓室后嵴掀起外耳道皮肤–鼓膜瓣。注意保留鼓索神经在皮瓣上(**图44a**)。暴露鼓室前嵴包括锤骨前突和韧带(**图45**)。

图43c

扩大外耳道后上壁

使用*刮匙*刮除遮蔽圆窗、锤砧关节下缘和锤骨前突的骨质。从内向外转动刮匙以免伤及鼓索和砧骨(**图44b**)。

鼓室前嵴

鼓室后嵴

图44a

外侧

内侧

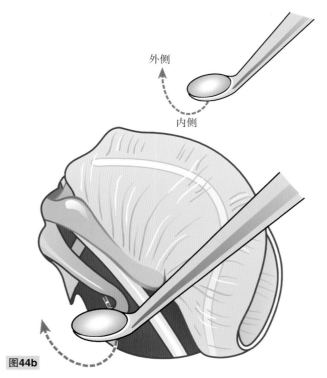

图44b

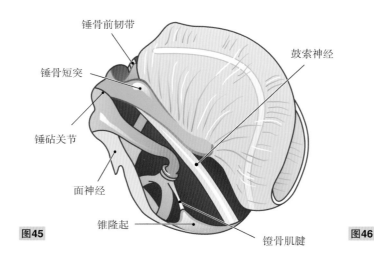

图45

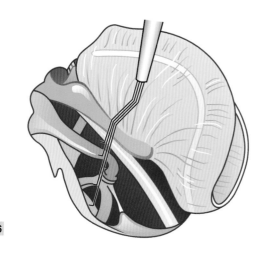

图46

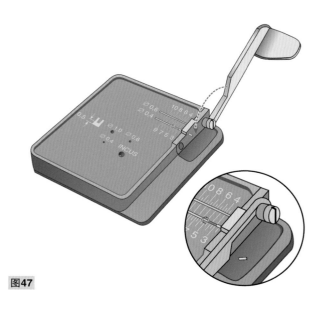

图47

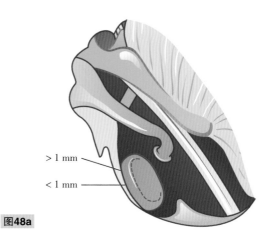

图48a

暴露卵圆窗

当观察到下列结构时表明已暴露卵圆窗（**图45**）：

- 锥隆起和镫骨肌腱
- 砧镫关节和镫骨
- 面神经鼓室段
- 锤砧关节下部
- 锤骨外（短）突
- 锤骨前突和韧带

准备人工镫骨

使用一个带*弯曲*的测量*杆*确定镫骨足板至砧骨外侧面的距离（**图46**）。考虑到活塞头部伸入前庭，实际长度应加0.5mm，平均长度为5.2mm。在*钛合金切割台*（**图47**）上修整0.4mm×8.5mm钛合金镫骨（KARL STORZ，Tuttlinger，德国），插入0.4mm洞中备用。

还有另外两种规格人工镫骨：0.4mm×10mm和0.4mm×7mm。前者用于中耳腔较深者（部分畸形），后者用于中耳腔较浅者（部分开放）。人工镫骨长度不同，则挂钩到0.4mm圆柱体之间的距离也不同。

足板造孔

在足板安全区（足板中下1/3处）制作0.5mm大小标准小窗，此处椭圆囊和球囊距足板超过1mm（**图48a**）。*足板造孔位置应保证人工镫骨垂直于足板。*

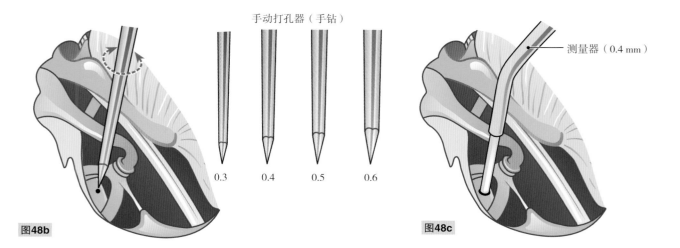

手动打孔器（手钻）

0.3　　0.4　　0.5　　0.6

图48b

测量器（0.4 mm）

图48c

　　一套4个手动打孔器（手钻）用于足板造孔
（0.3，0.4，0.5和0.6mm，**图48b**）。用拇指和食
指前后转动手钻。每个手钻仅其部分尖端进入前
庭。使用0.4mm的测量杆确认造孔大小是否合适
（0.5mm）（**图48c**）。

放置和固定人工镫骨

　　使用*大平口鳄鱼钳*从切割台上取下人工镫骨
（**图49a**），将活塞立于足板、挂在砧骨长突上。如
果挂钩超过砧骨外侧面0.5mm，说明长度合适（**图
49b**）。

　　使用1.0mm 45°钩针将活塞小心放进小窗（**图
49b**），人工镫骨活塞上表面（的形状）对于这一
操作很有帮助，借助于完整的镫骨上结构使砧骨稳
定，使用*小平口鳄鱼钳*夹紧环扣，固定于砧骨（**图
49c**）。

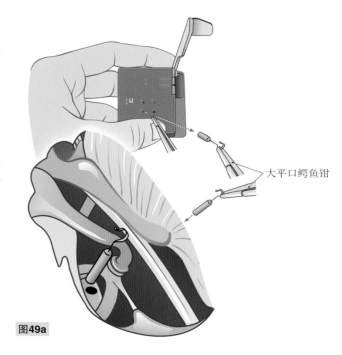

大平口鳄鱼钳

图49a

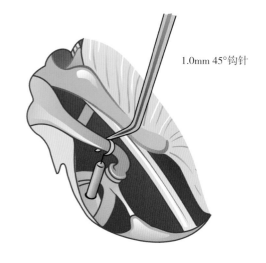

1.0mm 45°钩针

图49b

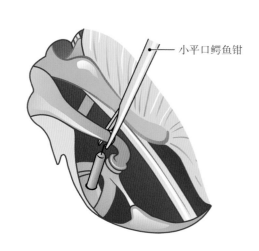

小平口鳄鱼钳

图49c

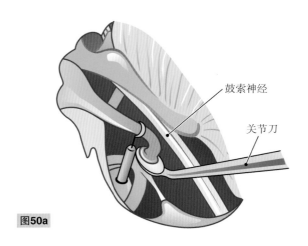

图50a

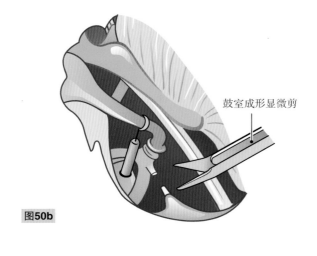

图50b

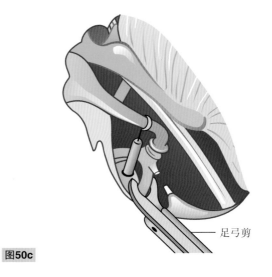

图50c

去除镫骨足板上结构

放置好人工镫骨后，使用关节刀分离砧镫关节（**图50a**），用*鼓室成形显微剪*切断镫骨肌腱（**图50b**），然后用*足弓剪*切断镫骨后脚（**图50c**），最后用*2.5mm 45°钩针*贴近足板利用小的旋转动作折断前脚（**图50d**，**图50e**）。

去除镫骨弓，最后确认听骨链活动度。无论触动砧骨或锤骨，镫骨假体环扣都不能*自由活动*（**图50f**）。

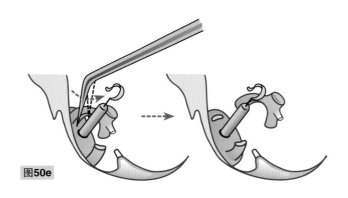

图50e

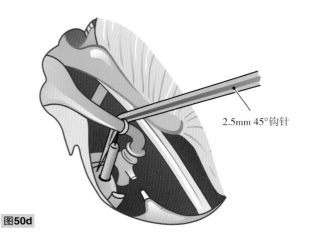

图50d

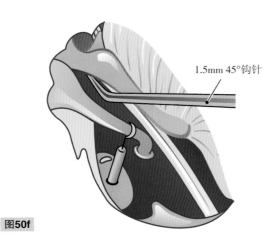

图50f

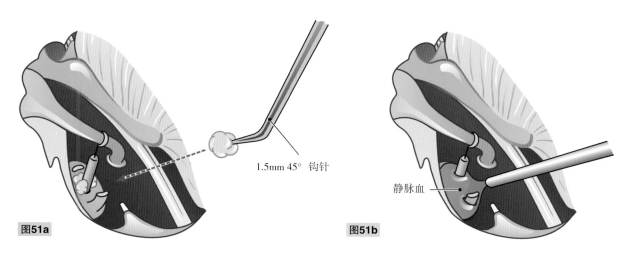

1.5mm 45° 钩针

图51a

静脉血

图51b

封闭镫骨开窗和复位外耳道皮肤–鼓膜瓣

从耳内切口处取3块结缔组织放于开窗处（**图51a**），用术前抽取的静脉血贮存在4℃/39.2℉的冰箱里以延缓凝血和纤维蛋白胶封闭卵圆窗龛（**图51b**）。复位皮瓣，用2块蘸有corticosporin的明胶海绵固定外耳道皮肤–鼓膜瓣（**图52**）。

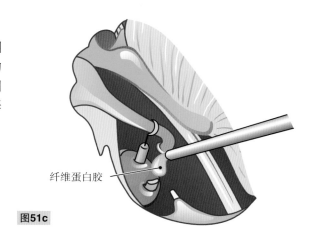

纤维蛋白胶

图51c

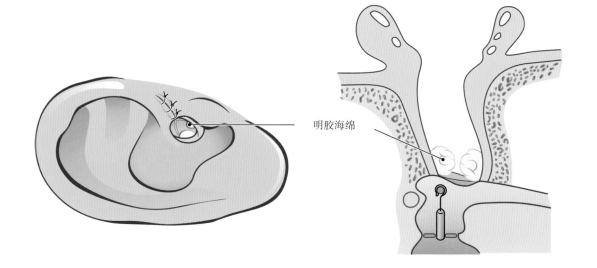

明胶海绵

图52

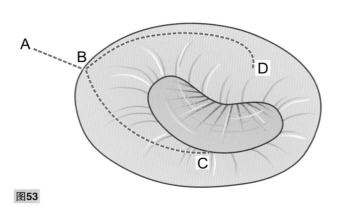

图53

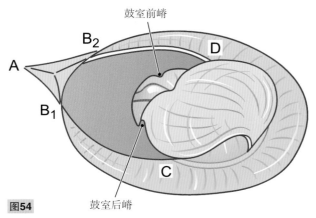

图54

C.2　锤骨 – 镫骨开窗术

耳内进路

此步骤同砧骨–镫骨开窗术（22页，**图42a**）。

外耳道皮肤–鼓膜瓣

锤骨–镫骨开窗术的外耳道皮肤–鼓膜瓣大于砧骨–镫骨开窗术。切口后部相同（**图53**，C–B），切口前部延长到4点钟（右）（左耳延长到8点钟）（**图53**，D–B）。

使用*Key剥离子*贴着骨面掀起软组织，放置耳内牵开器可以暴露更好，同时不损伤皮肤边缘（这一外科步骤在颞骨标本上不能实现）。使用*FISCH显微剥离子*和*显微吸引管*贴着骨面掀起外耳道皮肤–鼓膜瓣（10页，**图15**）。如图54所示，为了解剖演示，暴露鼓室前嵴和鼓室后嵴。临床实际操作时，*在完成骨性外耳道成形术之前，不要把外耳道皮肤–鼓膜瓣从Rivini鼓切迹处分离，以免冲洗液污染中耳*。

注意：大的外耳道皮肤–鼓膜瓣也越来越多地应用于砧骨–镫骨开窗术，因为这样可以暴露锤骨前突和韧带，以便评估锤骨是否活动。

前上方骨性外耳道成形术

使用*FISCH显微剥离子*掀起外耳道皮瓣，使用切割钻头或金刚钻头磨除外耳道前上突出骨质，暴露鼓室前嵴和鼓室后嵴（参见23页，**图43b**）。在磨削完成之前不要分离中耳入口处的外耳道皮肤–鼓膜瓣，以免冲洗液污染鼓室。

掀起外耳道皮肤–鼓膜瓣

从鼓索后上方骨缘下方开始，插入左弯*FISCH显微剥离子*自右鼓室后嵴处掀起外耳道皮瓣（右耳）。然后，从锤骨颈和锤骨外侧突分离松弛部直至暴露鼓室前嵴和鼓环前端起始部。

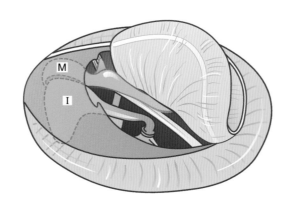

图55

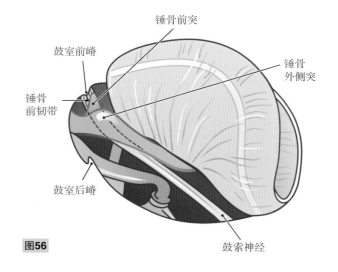

图56

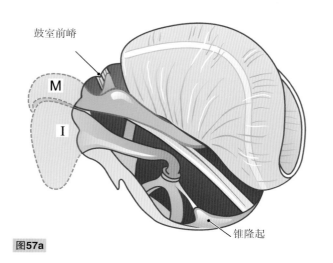

图57a

鼓室前嵴

M

I

锥隆起

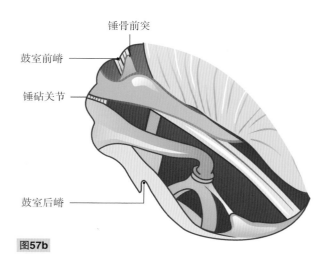

图57b

锤骨前突

鼓室前嵴

锤砧关节

鼓室后嵴

锤骨–镫骨开窗术的术野暴露范围

锤骨–镫骨开窗术的正确术野暴露基于使用*刮匙*扩大骨性外耳道的后上部（23页，**图44**），应暴露以下结构（**图57b**）：

- 锥隆起和镫骨肌腱
- 砧镫关节和镫骨、卵圆窗
- 面神经鼓室段
- 锤砧关节下部
- 锤骨外侧突和锤骨颈
- 锤骨前突和韧带
- 鼓室前嵴

无论如何要保证鼓索完整，要牢记保证鼓索完整是合格耳科医师的试金石！

去除砧骨和锤骨头

当锤骨和/或砧骨全部或部分固定时需实施锤骨–镫骨开窗术。使用*锤骨剪*切断砧骨长突以免损伤鼓索，然后取出固定的砧骨（参见18页**图35c**）。不能用锤骨剪切断*锤骨颈*，否则将遗留完整的锤骨前突（**图58b**）。

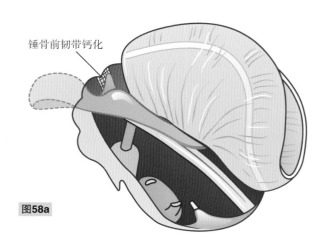

锤骨前韧带钙化

图58a

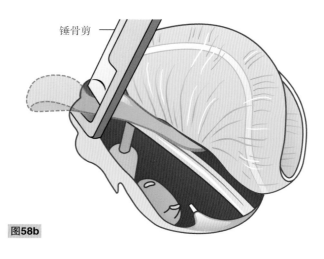

锤骨剪

图58b

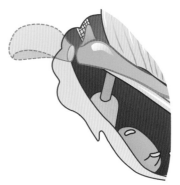

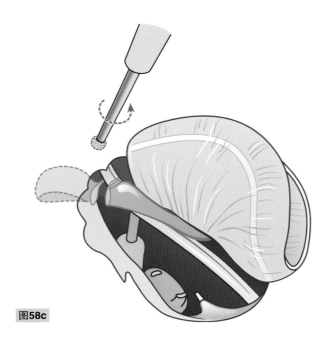

图58c

最有效的切断锤骨颈的方法是使用0.6或0.8mm金刚钻（**图58c**），切割时左手持大鳄鱼钳（锯齿）固定锤骨柄。先切割位于锤骨外侧突前方的锤骨前突（**图58c**），然后向上、在前后方向切断锤骨颈。这种C形切割线可保证磨除锤骨前突。要特别注意保护鼓索神经，它就在锤骨前突深面走行，切割前一定要用钩针先分离神经。

准备人工镫骨

使用的*钛合金镫骨*（*0.4 × 8.5mm*）与砧骨–镫骨开窗术相同，人工镫骨的准备同前（24页）。从锤骨柄上端到镫骨足板的平均距离为6.5mm（包括活塞头部伸入前庭0.5mm）。在钛合金切割台（**图59**）上修整钛合金镫骨，*切割台表面用生理盐水加湿以免钛合金镫骨不必要的移动*。使用1.5mm，45°钩针和钟表镊扩大人工镫骨挂钩直径以便能挂在锤骨柄上，然后，放置在0.4mm小洞中备用。

修整人工镫骨杆–适应锤骨柄

由于锤骨位置靠前，需要在*切割台上*人工镫骨的杆沿不同的平面弯曲。将人工镫骨插在*切割台上*0.4mm小洞中，用*钟表镊*轻轻弯曲至合适的角度（**图60**）。如果锤骨柄位置较陡，可以向外弯曲。

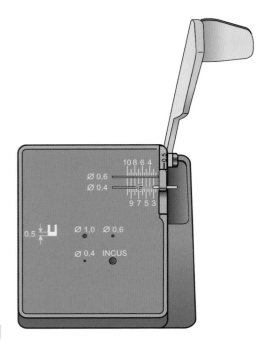

图59

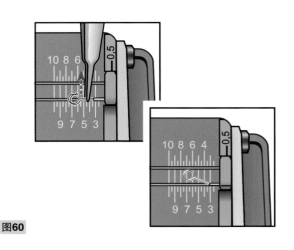

图60

足板造孔

此步骤与砧骨–镫骨一样使用*手钻*完成，特殊情况下（例如，足板活动时）可以使用Erbium–YAG激光。

去除镫骨弓

足板造孔后去除镫骨弓，使用*足弓剪*切断两脚（见26页，**图50c**），最后剪断镫骨肌腱以保证剪断两脚时镫骨的稳定性。

放入和固定人工镫骨

夹取和将假体置入中耳的操作与砧骨–镫骨开窗术一样（25页，**图49**）。通过制作大外耳道皮瓣和前上外耳道成形达到充分暴露，*可以在一个显微镜视野下看清锤骨柄和镫骨足板*。先将人工镫骨放置在足板上检查其长度和弯度是否合适（人工镫骨的圆柱体一定要垂直于足板）。然后用*1mm，45°钩针*将活塞伸入前庭0.5mm（从镫骨底板的外侧面算起）。

固定FISCH人工镫骨

人工镫骨挂钩放在锤骨柄靠近锤骨外侧突的位置（*避免从锤骨柄上过度分离鼓膜*）。使用大平口鳄鱼钳（**图61a**）和小平口鳄鱼钳（**图61b**）将挂钩固定于锤骨柄上，每一把钳都需要双手操作。固定后挂钩不能松动。

封闭镫骨开窗和复位外耳道皮肤–鼓膜瓣

此步骤与砧骨–镫骨开窗术一样（27页，**图51**）。

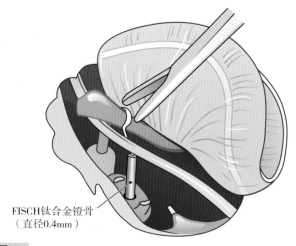

FISCH钛合金镫骨
（直径0.4mm）

图61a

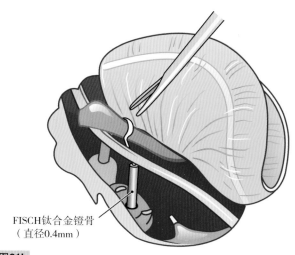

FISCH钛合金镫骨
（直径0.4mm）

图61b

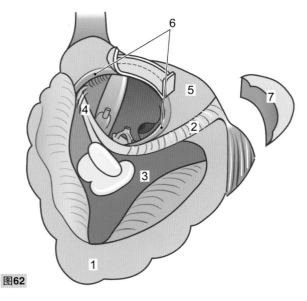

图62

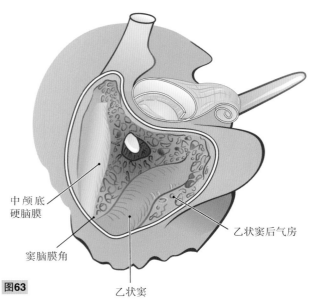

中颅底
硬脑膜

窦脑膜角

乙状窦后气房

乙状窦

图63

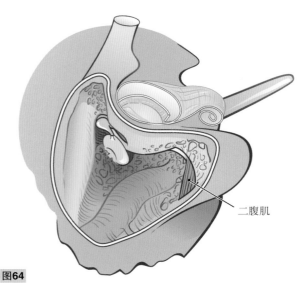

二腹肌

图64

D 开放式乳突 – 上鼓室根治术（或开放式 MET）

概述

开放式MET的手术原则：

> ① 彻底清空所有气房通道
> ② 充分开放和暴露重要结构

临床上，开放式MET通常包括使用枕部皮下肌组织瓣消灭部分乳突腔，即METO（乳突根治术（M）、上鼓室根治术（E）、鼓室成形术（T）和枕部皮下肌组织瓣填塞术（O）。开放式乳突根治术第一步（耳后皮肤切口和骨性外耳道成形术）与闭合式相同。如果只用两块颞骨做解剖，那么用于开放式乳突根治术训练的颞骨可能已经作过砧骨-镫骨开窗术和锤骨-镫骨开窗术。因此，在骨性外耳道成形术必须采用*变通的外耳道皮瓣*。

开放式MET颞骨操作列表

开放式MET推荐磨除骨质顺序（**图62**）：

> ① 广泛磨除颧弓根外侧骨质，轮廓化中颅底脑膜、乙状窦，暴露二腹肌，轮廓化茎乳孔。
> ② 确认面神经鼓室段和后半规管骨管，磨低面神经嵴。
> ③ 彻底清空和开放面神经后气房、迷路后气房和乙状窦后气房。
> ④ 彻底清空和开放上鼓室（磨除迷路上隐窝、咽鼓管上隐窝）。
> ⑤ 向前下方扩大骨性外耳道。

D.1 乳突根治术

磨除外侧骨质

从颧弓到窦脑膜角广泛磨除乳突腔外侧骨质（**图63**），继续轮廓化中颅底、乙状窦、窦脑膜角，在鼓窦确认外半规管，暴露二腹肌外侧面（**图64**）。

上鼓室开放术

开放鼓窦，向前延伸完成上鼓室开放术（**图64**和**图28**）。在外半规管下缘确认面神经鼓室段（**图32**）。磨除乳突尖二腹肌外侧面的骨质。术野中无任何突出骨质（尤其是中颅底和乙状窦后方）。

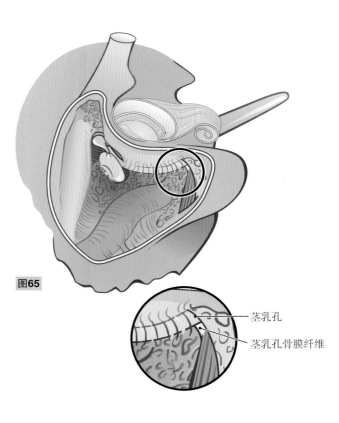

图65

茎乳孔
茎乳孔骨膜纤维

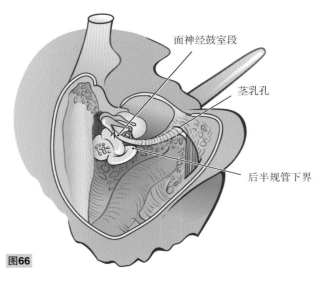

面神经鼓室段

茎乳孔

后半规管下界

图66

乳突尖处理和面神经辨认

追踪二腹肌上、外侧界直到显露茎乳孔骨膜纤维。确认茎乳孔，磨除白色茎乳孔骨膜纤维外侧面骨质（**图65**）。此时，将茎乳孔外侧面骨质骨折，松动残留的乳突尖（**图71**，35页）。

磨低面神经嵴

辨认后半规管，定位*面神经乳突段、锥曲段*（**图66**）3个重要标志逐渐显现出来：

①*面神经鼓室段*
②*后半规管下界*
③*茎乳孔*

磨除外耳道上壁前方残留骨质，充分暴露听骨链。

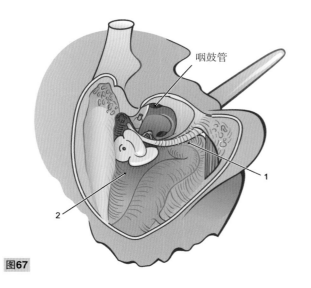

咽鼓管

1

2

图67

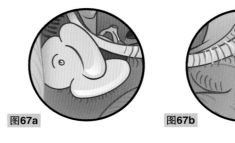

图67a   图67b

完成乳突根治术

分离砧镫关节，摘除锤、砧骨。如果锤骨柄可以保留，则应保留鼓膜张肌腱以稳定锤骨柄。*彻底清空和开放面神经后气房（1）迷路后气房（2）和乙状窦后气房（3）。轮廓化颈静脉球*（**图67a**，**图67b**）。

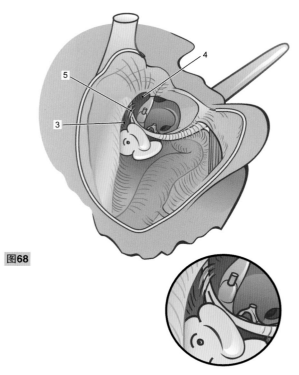

图68

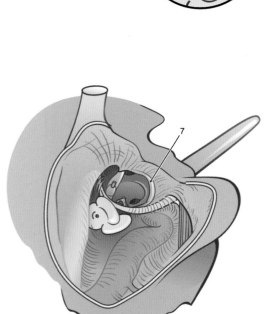

图70

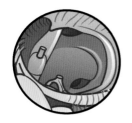

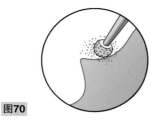

上鼓室窦

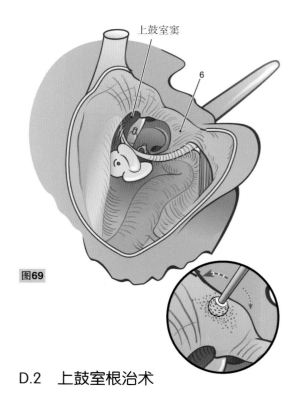

图69

D.2　上鼓室根治术

上鼓室根治术

　　彻底清空和开放迷路上隐窝（3）和咽鼓管上隐窝（4）暴露上半规管和外半规管壶腹端（**图68**）。要知道迷路和面神经鼓室段非常接近，注意避免损伤膝状神经节（5）。

D.3　完成乳突–上鼓室根治术

充分开放术腔前上部

　　扩大骨性外耳道前上部，磨除颧弓根区域所有突出的骨质（**图69**）。磨低鼓骨到达茎乳孔平面（6）。接近髁状突时应换用金刚钻，*同时注意观察骨质颜色变化*，以判定接近髁突。

新鼓沟

　　如果鼓环已消失，就在骨性外耳道1点到9点之间（右耳）磨一个新鼓沟（7）（**图70**），鼓膜成形时将筋膜移植物固定于此。新鼓沟的形态和位置参见**图70**中的插图。

　　如果鼓膜前部有残留，就从4点到9点之间磨新鼓沟。保留此处鼓环可*保留前下方的外耳道–鼓膜锐角*（**图25，图26，图36**）。

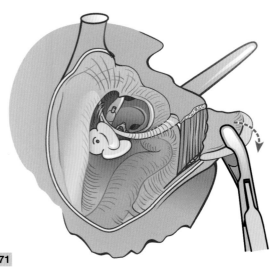

图71

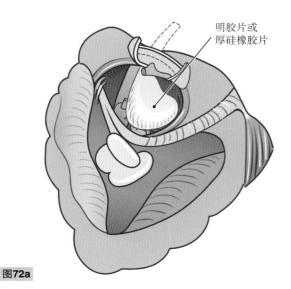

明胶片或
厚硅橡胶片

图72a

去除乳突尖

使用咬骨钳沿茎乳孔外骨折线去除乳突尖（**图72a**）。咬骨钳从内向外旋转，乳突尖下表面附着的软组织用大弯剪予以分离和剪断。

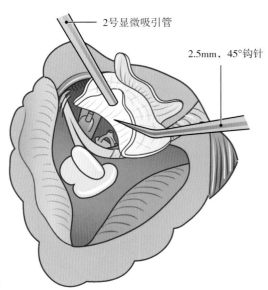

2号显微吸引管

2.5mm，45°钩针

图72b

E 开放式乳突根治术中的鼓室成形术（开放式鼓膜成形术和听骨链成形术）

E.1 Ⅲ型鼓室成形术

概述

这种术式适用于镫骨完整、活动良好者。如果鼓膜前部完好，采用*前部筋膜内置法*。如果鼓膜消失，必须采用*筋膜外置法*（外置筋膜放在原有鼓沟或新鼓沟表面，形成有限的中耳含气腔，参见**19页B.3.1鼓膜成形术概况**）。

鼓膜成形术（前部筋膜内置法）

将一张1mm厚硅橡胶（Silastic）片（有急性感染时使用明胶片Gelfilm™）放入中耳，前方达咽鼓管鼓室口（**图72a**）。

将新鲜颞肌筋膜（实验室可用湿纸片）放置在前部残留鼓膜的下面（*内置*），覆盖下部新鼓沟、面神经嵴和后上面神经管鼓室段（**图72b**）。

镫骨头应高于周围的筋膜（外凸，**图72c**）。如果镫骨头太低，可用磨出凹口的耳屏软骨和耳甲软骨加高镫骨。

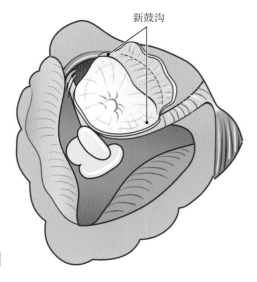

新鼓沟

图72c

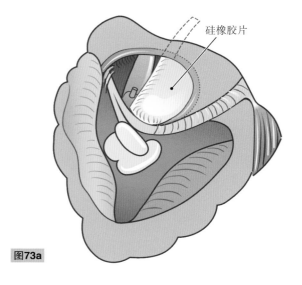

硅橡胶片

图73a

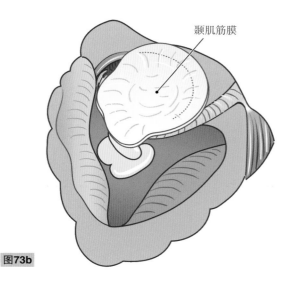

颞肌筋膜

图73b

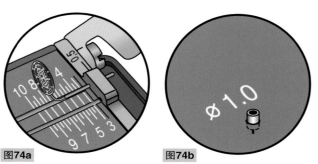

图74a **图74b**

当鼓膜缺如时，将一张1mm厚的片放入中耳腔以防止筋膜与黏膜之间瘢痕粘连（**图73a**）。然后将新鲜的颞肌筋膜（或耳屏软骨膜）覆盖于新鼓沟、面神经管鼓室段、鼓膜张肌半管表面（*外置法*）（**图73b**）。

E.2 全听骨链重建术

E.2.1 FISCH 钛合金全听小骨假体

E.2.1.1 准备听小骨

*FISCH*钛合金全听小骨（FTTP）由一个带头的L形杆和一个带刺的套组成（**图74a**，**图74b**）。使用*带弯曲的测量杆*确定鼓膜至足板的距离。听小骨的套可用也可不用。

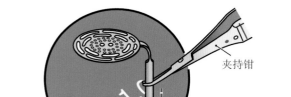

夹持钳

图74c

假体与套联合应用

如果使用套，则根据测量的数据减去0.5mm（鞋的高度）确定实际长度。

将FTTP放在*钛合金切割台*上0.6mm的小洞中（**图59**）修整至所需长度（**图74a**）。将套放在钛合金切割台上1.0mm的小洞中（**图74b**）。使用*特制弯钳*夹持听小骨将其套入套中（**图74c**），滴上一滴血或纤维蛋白胶可增加其牢固性（**图74d**）。

若需要更牢固，可使用*特制扭钳*将套与杆旋紧。

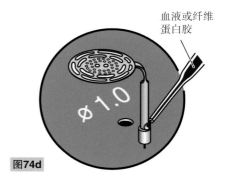

血液或纤维
蛋白胶

图74d

假体与软骨盘联合应用

如果卵圆窗太窄或镫骨弓有残留时可使用不带套的听小骨。如果患者担心带刺的套会刺入前庭损伤内耳而不愿意使用时，也可使用不带套的听小骨。这种情况下，*可使用软骨盘来固定听小骨*（参见39、40页图80、图81）。

> **注意：** 应用软骨盘获得了完美的功能恢复结果，使它成为在卵圆窗固定FTTP的首选方法

E.2.1.2　修剪听小骨头部

调整角度

FTTP的头部厚度只有0.1mm，因此，听小骨头部平面可根据鼓膜的位置在垂直面水平面上调整（**图75a，图75b**）。

大小和形状

FTTP的头部厚度0.1mm，直径5mm，可使用*特制钛合金剪刀*剪掉外围1~2圈将直径缩小到3~4mm（**图76a，图76b，图76c**）。

也可以剪掉FTTP的头部前半（当锤骨柄存在时）或修剪成任意形状（**图76d**）。

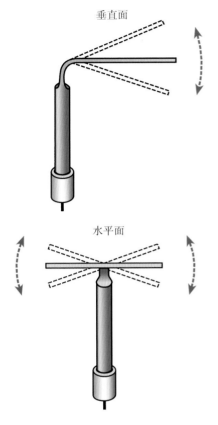

垂直面

图75a

水平面

图75b

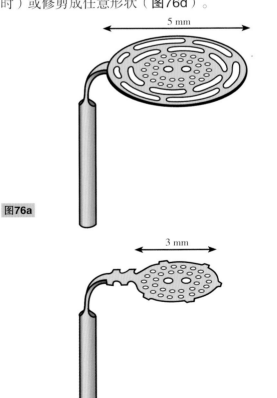

5 mm

图76a

4 mm

图76b

3 mm

图76c

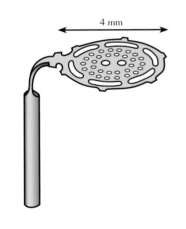

图76d

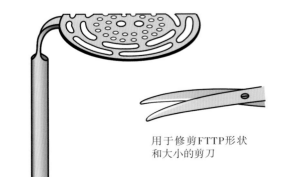

用于修剪FTTP形状和大小的剪刀

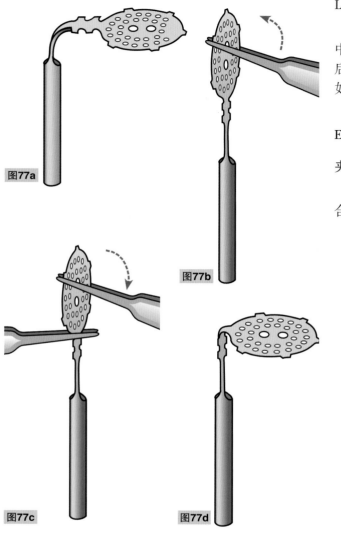

图77a

图77b

图77c

图77d

L形杆的长度

FTTP的另一特性是可以改变L形杆的长度以适应中耳解剖的特殊要求（特别是缩小FTTP头部大小以后）。使用两把*钟表镊*夹住FTTP，将其拉直，然后如**图77a－图77d**所示弯成所需角度。

E.2.1.3 放置FTTP

夹持钳和显微吸引管

使用*特制弯持钳*或*大号显微吸引管*将FTTP从钛合金切割台取下放入中耳。

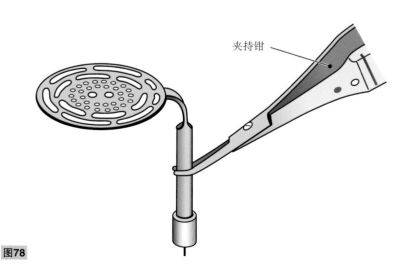

夹持钳

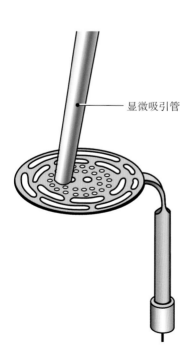

显微吸引管

图78

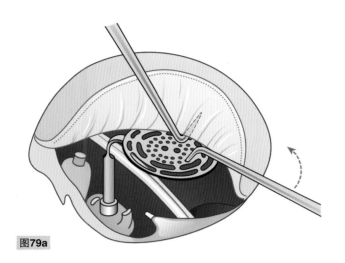

图79a

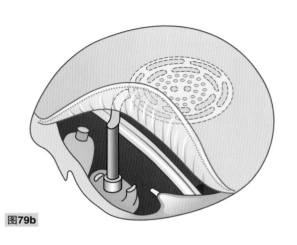

图79b

在鼓膜下转动FTTP头部

FTTP的根部通过套刺或软骨盘固定在足板中央。左手使用*2.5mm，45°钩针*抬起鼓膜紧张部，右手使用*1.5mm，45°钩针*利用假体头上其中一个孔转动FTTP头部。FTTP头部的最终位置在鼓膜紧张部下方，将鼓膜紧张部稍稍顶起（表明有足够的张力将FTTP固定于预期的位置）（**图79a，图79b**）。*FTTP表面不需要放置软骨，因为连接头部和杆部的0.2mm的弯柄具有一定弹性可使FTTP头部随鼓膜运动而运动。*

使用鞋刺稳定足板上的FTTP

稳定FTTP的最佳方法是*在足板中央钻孔*以放入0.3mm的FTTP鞋刺（**图80a**）。使用小号手钻在足板上钻孔。如果足板活动，可左手使用*1.0mm，45°钩针*将足板推向卵圆窗边缘固定，然后再钻孔。也可使用Erbium-YAG激光在活动的足板上打孔，一般使用35mJ的单脉冲即可。

注意：只要条件允许，利用在卵圆窗上放置软骨盘固定FTTP都是首选的，因为这样就消除了放置带刺的FTTP可能刺穿镫骨足板、影响内耳功能的风险。

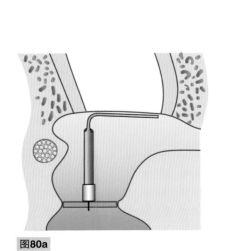

图80a

耳屏软骨

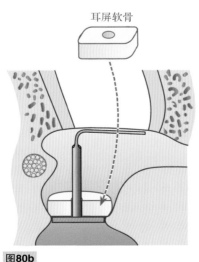

图80b

耳屏软骨

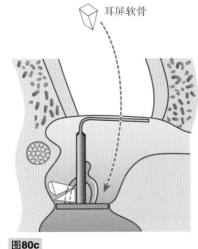

图80c

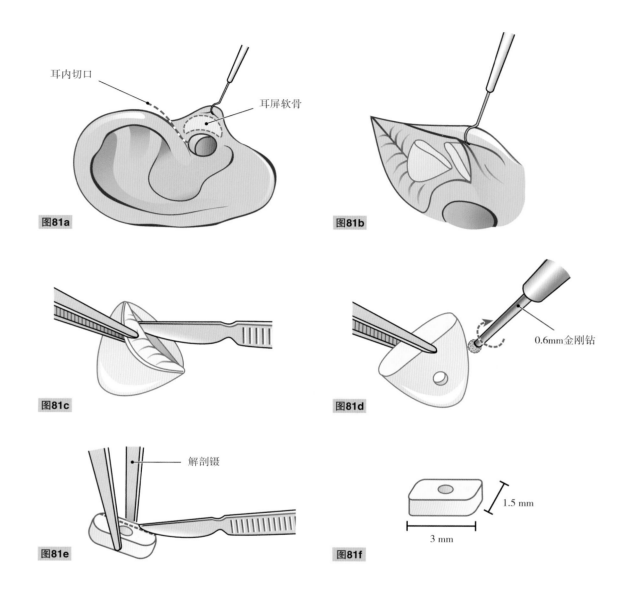

图81a 耳内切口 耳屏软骨

图81b

图81c

图81d 0.6mm金刚钻

图81e 解剖镊

图81f 1.5 mm 3 mm

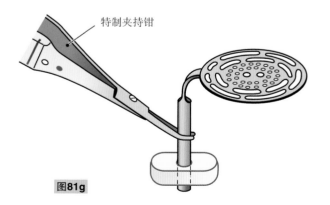

图81g 特制夹持钳

假体杆不带套

　　使用不带套的FTTP可获得几乎相同的手术效果。可是，在这种情况下，需要取耳屏或耳甲软骨制成1mm厚的软骨盘来固定FTTP。软骨盘必须与卵圆窗龛大小一致。如何切取和制作软骨盘见**图81a**~**图81g**。

　　当镫骨弓完整时，FTTP也可以不配合套使用。在这种情况下，将耳屏或耳甲软骨切成小片塞入卵圆窗龛内听小骨周围来固定FTTP（**图80c**）。

E.2.2　FISCH 钛合金新锤骨

概述

当锤骨、砧骨和镫骨弓缺如或镫骨足板固定或虽镫骨活动但全听骨链重建失败时可使用此项技术。新锤骨重建一般分两期进行，间隔3~6个月。

第一期

通过耳内进路切取一片耳屏软骨膜（**图81a–图81c**），将软骨膜修成长方形，长度略超过鼓膜上下径。在软骨膜上切两个小口，将5mm钛合金新锤骨插入（*使用圆柄解剖刀，11号刀片，在玻璃板上做软骨膜切口*）（**图82a，图82b**）。

掀起部分鼓膜，将带有新锤骨的软骨膜放入鼓膜下。在6点钟（右耳）造口，分离鼓环和鼓沟，将软骨膜*下端*经此口拉出、固定。软骨膜上端如外置法置于外耳道上壁和外耳道皮肤–鼓膜瓣之间。*钛合金新锤骨正对卵圆窗上方*（**图82c**）。

第二期

如果没有咽鼓管功能障碍，3~6月后实施二期手术。掀起外耳道皮肤—鼓膜瓣，确认新锤骨上极。新锤骨上有不同的沟槽以便固定人工镫骨的钩环。只要找到一个沟槽即可，不需完全暴露新锤骨上极（如图所示）以免新锤骨移位。使用手钻或激光在镫骨足板（固定或活动）中央开窗0.5mm（**图83a**）。

将钛合金镫骨放置到位，从足板插入0.5mm，使用将人工镫骨固定于新锤骨上（**图83b**）。使用3块结缔组织、前臂静脉血和纤维蛋白胶封闭足板小孔（见27页镫骨开窗术**图51a–图51c**）。

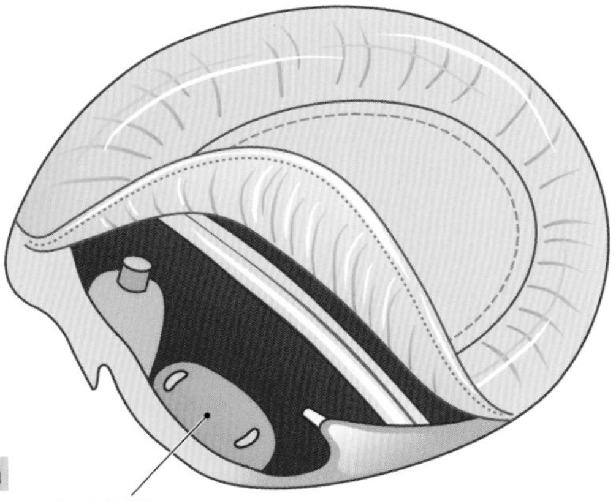

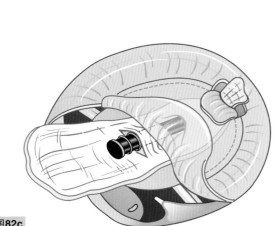

图82a

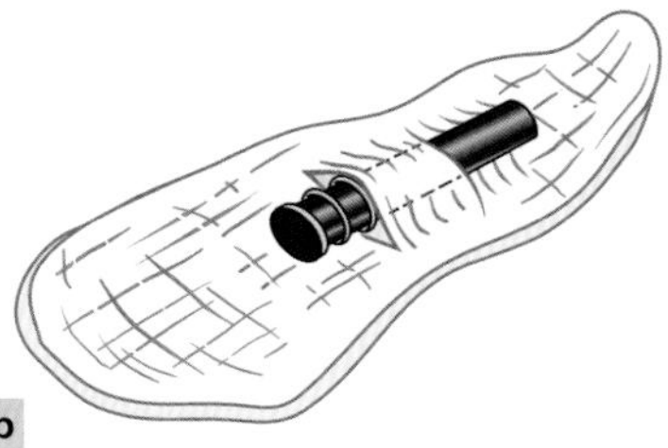

只有镫骨
（固定或活动）

图82b

图82c

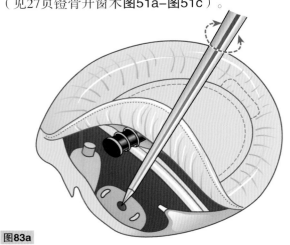

图83a

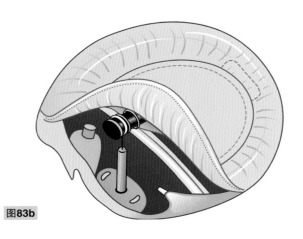

图83b

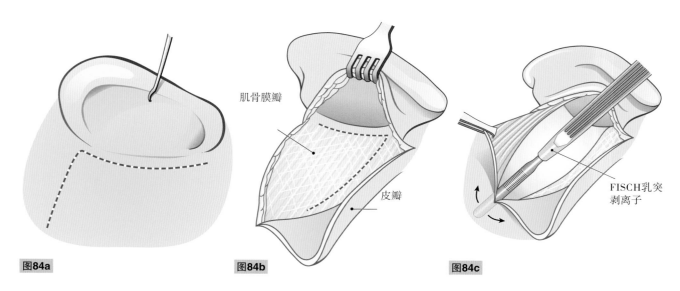

肌骨膜瓣

皮瓣

FISCH乳突
剥离子

图84a   图84b   图84c

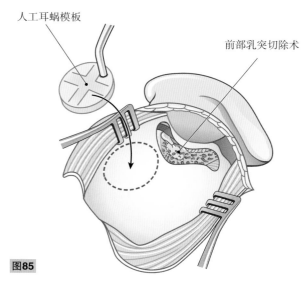

人工耳蜗模板

前部乳突切除术

图85

F 附加颞骨解剖

概述

附加颞骨解剖可在培训末期进行，它们标志着从颞骨到侧颅底外科的过渡。

作者认为，这些领域属于现代耳科医师的范畴。作为一名现代耳科医师，*不能仅停留在中耳手术，必须成为一名颞骨外科医师*。

F.1 人工耳蜗植入术（CI）

自20世纪80年代，FISCH教授通过一个小的耳后切口制作骨膜下植入体安装袋简化了人工耳蜗植入技术（见Fisch U，May J：Tympanoplasty，Mastoidectomy and Stapes Surgery，Geog Thieme Stugart New York，1994）。

1996年9月，FISCH教授利用上述技术完成了第一例振动声桥植入术。

为将人工耳蜗植入体安装入骨膜下口袋而设计的切口

行L形耳后皮肤切口。切口长支尽量地靠近耳后沟（距离耳后沟约1cm），短的水平的一支沿颞线向后方延伸（**图84a**）。

行第二个反向L形切口切开掀起肌骨膜瓣，肌骨膜瓣基底在上方，与皮肤切口相反。切口的前支尽量地靠近外耳道口，这样皮肤切口和骨膜瓣切口就不会重叠。后支沿乳突尖向后上方向（**图84b**）。

用乳突剥离子掀起颞顶部骨膜形成一个口袋，这个口袋将容纳人工耳蜗的刺激/接收器（**图84c**）。

前部乳突切除术起始步骤和准备刺激/接收器植入床（图85）

一旦辨认清乳突和鼓窦后（编者注：即前部乳突切除术起始步骤），就可以利用模板在窦脑膜角后方确定植入床的大小和位置。植入床的深度根据后颅窝的脑膜的位置确定。应当注意，脑膜表面应该留一层薄的骨质以作保护。也有观点认为，磨制植入床也可以在完成前部乳突切除术后再进行。特别注意植入床应该与前部乳突切除术腔之间有足够的距离，尽量少的占用空间。

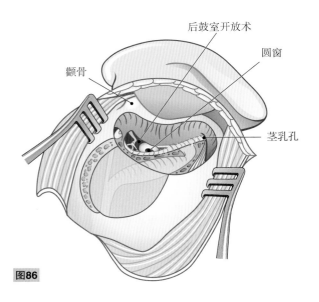

图86

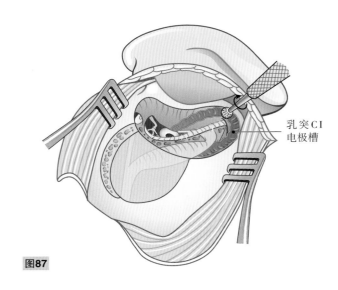

图87

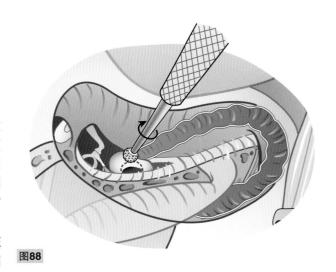

图88

前部乳突切除术和后鼓室开放术（图86）

鼓窦开放术是前部乳突切除术的第一步。开放鼓窦是为了辨认外半规管、砧骨短脚和面神经鼓室段。辨认清楚茎乳孔，用逆行的方式将面神经乳突段轮廓化至后半规管水平。这一步骤中有用的解剖标志是外半规管、后半规管、在乳突尖沿茎乳孔方向的骨膜纤维组织。面隐窝开放口（后鼓室开放）逐渐向面神经管方向扩展，注意保护鼓索神经完整。通过后鼓室开放口可以辨认镫骨和圆窗龛。用金刚砂钻头将圆窗龛的上缘骨质去除，直到将圆窗膜暴露得足够清楚（方便植入电极）。对于狭窄的乳突腔或面神经前移的患者，可以在圆窗龛前缘稍前方进行耳蜗开窗。

为电极固定制作乳突沟槽（图87）

根据应用的不同的植入体，沿乳突尖和外耳道后壁内侧面磨制一骨沟，用以固定电极导线。

耳蜗开窗（图88）

用1mm的金刚砂钻头磨除圆窗龛的上缘骨质，直到看到基底转的白色黏膜，这时就可以直视圆窗膜。耳蜗开窗应该足够大，以使电极可以轻松地植入。用一个0.5mm的小勾开放鼓阶。避免吸引外淋巴。

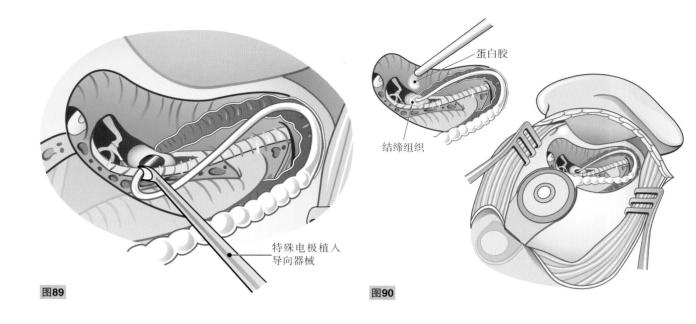

蛋白胶

结缔组织

特殊电极植入
导向器械

图89

图90

将电极植入鼓阶（图89）

用非常纤细的解剖镊（或钟表镊）将电极尖端植入基底转上1~2mm的开口。电极应该完全没有阻力通过基底转直到全部植入耳蜗。应当注意电极导线上的深度标记。根据作者的经验，应用电极植入导向器械（由人工耳蜗制造商提供）被证实非常有效。

正确放置植入体和封闭耳蜗开窗（图90）

用一点结缔组织放置在圆窗龛上封闭耳蜗开窗。导线嵌入准备好的乳突骨性沟槽内。内部接收器被牢牢固定住，只要将蒂在上方的肌骨膜瓣复位，它就可以一直固定在初始的位置。应用这个办法，就不必用缝线固定植入体了。

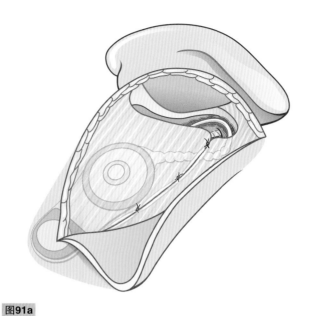

图91a

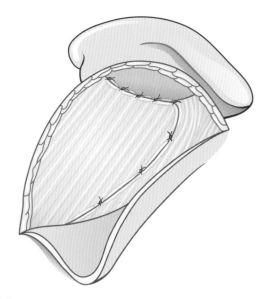

图91b

封闭伤口（图91a–c）

复位反向的、基底在上方的肌骨膜瓣，它将完全覆盖耳蜗植入体（**图91a**）。

2-0 Vicryl线将肌骨膜对位缝合在临近的软组织上。前部乳突切除术腔被肌骨膜瓣的前部完全覆盖（**图91b**）。

皮肤切口用4-0缝线或皮钉关闭，最后用胶条贴（**图91c**）保护。常规8~10天拆线或拆除皮钉。缝合伤口的同时，可以进行耳蜗电极神经反应遥测（言语处理器和发射线圈放置在一个无菌包裹内）。

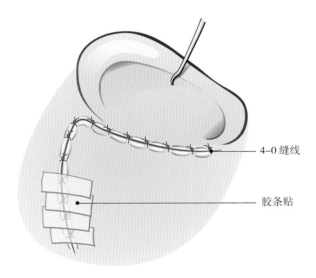

4-0 缝线

胶条贴

图91c

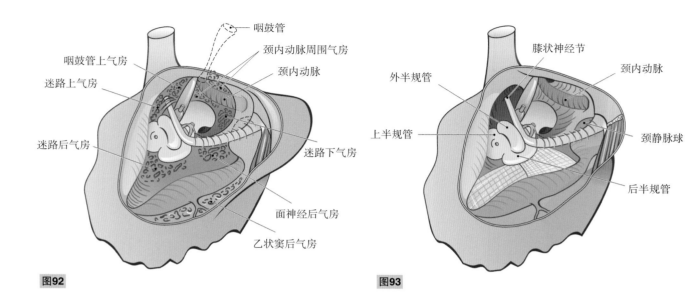

图92

图93

F.2 岩骨次全切除术（SP）

岩骨次全切除术（SP）的原则：*彻底清理所有与永久填塞咽鼓管峡有关的中耳气房*。术腔可开放或填塞（使用带蒂肌瓣或腹部游离脂肪）。如果填塞术腔，则分两层封闭外耳道，形成一盲袋。

岩骨次全切除术有两种类型：一种是保留耳囊，另一种是不保留耳囊（详见"Microsurgery of the Skull Base"，U.Fisch and D.Mattox，Georg Thieme Stuttgart New York 1988）。

F.2.1 保留耳囊的岩骨次全切除术

概述

此术式适用于广泛的颞骨胆脂瘤、腺瘤、面神经鞘膜瘤、血管瘤和B型副神经节瘤的切除，也可用于修补先天性脑脊液漏、外伤（如颞骨横行骨折）、骨化颞骨的人工耳蜗植入、有潜在脑膜炎危险的脑脊液漏修补等。

清空气房

中耳的气房（**图92**）按下列顺序清除：*乙状窦后、面神经后、迷路后、迷路上、咽鼓管上、迷路下、颈内动脉周围气房*。

在完成开放式乳突根治术时，大部分的气房已经处理。

实际上，*按照作者的外科手术原则，开放式乳突根治术就是未处理迷路下气房和颈内动脉周围气房的岩骨次全切除术*。

清空气房和保留耳囊后的术野

磨除除岩尖以外的所有颞骨气房（**图93**）。为确保无气房遗留，*将颈静脉球和颞骨内颈内动脉垂直段轮廓化*。

轮廓化面神经鼓室段直到辨认膝状神经节和岩浅大神经。注意面神经迷路段位于鼓室段内侧，并被鼓室段遮盖。面神经鼓室段的最前端和膝状神经节构成迷路上隐窝和咽鼓管上隐窝的分界。因此，耳囊和内耳的功能得以保留。

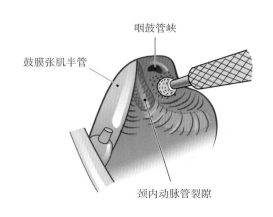

鼓膜张肌半管

咽鼓管峡

颈内动脉管裂隙

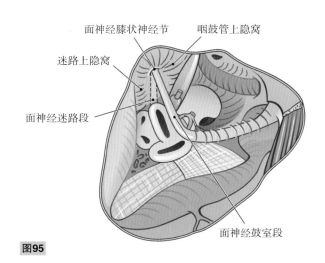

面神经膝状神经节　咽鼓管上隐窝

迷路上隐窝

面神经迷路段

面神经鼓室段

图95

颈内动脉周围气房和填塞咽鼓管

将颞骨内颈内动脉垂直段暴露至弯曲部，提示到达颈内动脉水平段起始部。注意咽鼓管峡位于颈内动脉的前下方。鼓膜张肌半管覆盖颈内动脉水平段的后部。记住沿前鼓室内侧壁走行的颈内动脉可能存在裂隙（**图94**）。

颈内动脉前气房可延伸至岩尖，需用金刚钻小心清空。当所有的颈内动脉周围气房都被清除后，使用骨蜡封闭咽鼓管峡。

F.2.2　切除耳囊的岩骨次全切除术

概述

切除耳囊可以处理位于耳囊内侧的病变（如迷路上和迷路下岩尖胆脂瘤，C3-4、De1-2、Di1-2颞骨副神经节瘤）。切除耳囊的岩骨次全切除术还是切除完全丧失听力患者的听神经瘤的经耳囊进路的

一部分。但要记住切除耳囊的岩骨次全切除术不是*经耳囊进路*。经耳囊进路（House WF，Hitselberger WE：The transcochlear approach to the skull base，Arch Otolaryngol 1976，102：334-342）包括切除耳蜗、面神经后移，*但中耳和外耳道保持完整*（关于保留与切除耳囊的岩骨次全切除术的更多资料请参考U.Fisch and D.Mattox：Microsurgery of the Skull Base，Thieme Stuttgart New York 1988）。需要实施切除耳囊的岩骨次全切除术的病变涉及脑膜，因此，需要清除中耳所有气房。

切除后耳囊（迷路）

切除半规管同*经迷路进路*（**图95**）。

特别注意避免损伤面神经鼓室段和迷路段。磨除耳蜗直到看见前庭内侧壁、后壶腹神经和上壶腹神经。在内听道上界的前方2mm和外侧2mm辨认面神经迷路段。轮廓化内听道后壁直至内耳门（**图95**）。

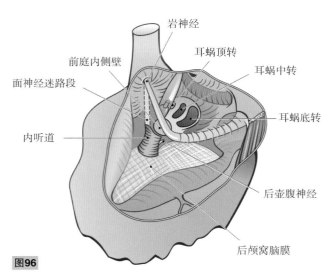

图96

前庭内侧壁
岩神经
耳蜗顶转
耳蜗中转
面神经迷路段
耳蜗底转
内听道
后壶腹神经
后颅窝脑膜

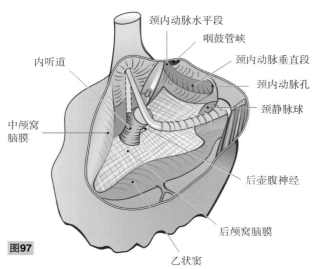

图97

内听道
颈内动脉水平段
咽鼓管峡
颈内动脉垂直段
颈内动脉孔
颈静脉球
中颅窝脑膜
后壶腹神经
后颅窝脑膜
乙状窦

切除前耳囊（耳蜗）

轮廓化面神经乳突段和颈静脉球，沿颈静脉球向圆窗龛尽可能接近面神经。磨除耳蜗底转、中转、顶转表面的骨质（顶转可能被鼓膜张肌半管覆盖）向前至面神经（**图96**）。轮廓化内听道下壁、前壁直到内耳门。*注意内听道位于轮廓化的面神经鼓室段和乳突段的深处和前方。*

暴露内听道、岩上窦（鼓膜张肌半管内侧）、颈内动脉垂直段和颈静脉球之间的后颅窝脑膜（**图97**），打开硬脑膜即可进入桥小脑角前部。这就是经耳囊进路的优势，它是*唯一能让术者从肿瘤前极首先分离面神经颅内段的进路。*

切除耳囊的岩骨次全切除术的最后术野

完全暴露颞骨内侧壁界限：乙状窦、岩上窦（中颅窝、后颅窝脑膜分界）、颈内动脉和颈静脉球。将位于耳囊内侧和延伸到岩尖的气房彻底清除（图97）。

G 推荐阅读文献

以下专著和论文详细介绍了本手册涉及的显微外科技巧。

专著

U.FISCH in collaboration with J.MAY：Tympanoplasty, Mastoidectomy, and Stapes Surgery（1st edition, 1994, © Georg Thieme Stuttgart–New York）.

U.FISCH, J.MAY, T. Linder：Tympanoplasty, Mastoidectomy, and Stapes Surgery（2nd edition, 2006, 396pp, 196 illustrations, hardcover, ISBN 978–3–13–137702（TPS, Rest of World）/978–1–58890–167–5（TPN, The Americas）© Georg Thieme Stuttgart–New York）.

R.PASADA：Spanish translation of Tympanoplasty, Mastoidectomy, and Stapes Surgery（1st edition）1998

R.PASADA：Spanish translation of Tympanoplasty, Mastoidectomy, and Stapes Surgery（2nd edition）2011

R.PASADA：Spanish translation of the Course Book of the Fisch International Microsurgery Foundation, 2002

U.FISCH, D.MATTOX：Microsurgery of the Skull Base, 1988 © Georg Thieme Stuttgart–New York, 2000 © Thieme Classic Edition

R.PASADA：Spanish translation of Microsurgery of the Skull Base 1998

FISCH国际显微外科基金会颞骨解剖指南

U.FISCH, T.LINDER：Temporal Bone Dissection– The Zurich Guidelines, Fisch International Microsurgery Foundation, Endo–Press™ Tuttlingen, Germany：1st edition 2005, 2nd edition 2011

Editions in languages other than English are also available from Endo–Press™ Tuttlingen, Germany（for address, see page 4）. The following are the editions published so far, with the name of the translator highlighted in bold type.

Chinese by L. Chow, Hong Kong, China 2005

Spanish by R. Posada, Pereira, Colombia 2006

Italian by G. Rali, Roma, Italy 2006

Germany, Endo–Press™ Tuttlingen 2007

Polish by M. Szymanski, Lublin, Poland 2007

Greek by E. Anagnostou, and P. Kefalas, Athens, Greece 2009

French by C. Deguine Gap, France 2010

Portuguese by K. Sarmento, Brasilia, Brazil 2011

论文

U.FISCH, PH.CHANG, TH.LINDER：Meatoplasty for Lateral Stenosis of the External Auditory Canal, The Laryngoscope 112：1310–1314, 2002

HOUSE WF, HISELBERGER WE：The transcochlear approach to the skull base, Arch Otolaryngol；102：334–342, 1976

FISCH U., OEZBILEN G.A., A.HUBER：Malleostapedotomy in Revision Surgery for Otosclerosis, Otology& Neurotology, 22：776–785, 2001

HUBER A., LINDER T.and FISCH U.：Is the Er：Yag Laser Damaging to Inner Ear Function? Otology & Neurotology, 22：311–315, 2001

NANDAPALAN V., POLLAK A., LANGNER A., and FISCH U.：The Anterior and Superior Malleal Ligament in Otosclerosis, Otology & Neurotology, 23：854–861, 2002

KWOK P., FISCH U., STRUTZ J. and MAY J.：Stapes Surgery：How Precisely Do Different Prostheses Attach to the long Process of the Incus with Different Instruments and Different Surgeons? Otology & Neurotology, 23：289–295, 2002

HUBER A., KOIKE T., NAADAPALAN V., WADA H., and FISCH U.：Fixation of the Anterior Mallear Ligament：Diagnosis and Consequence for Hearing Results in Stapes Surgery, Annals of Otology, Rhinology& Laryngology, 112：348–355, 2003

FISCH U., MAY J., LINDER TH. And NAUMANN I.C.：A New L-shaped Titanium Prosthesis for Total Reconstruction of the Ossicular Chain, Otology &Neurotology, 25：891–902, 2004

H 听小骨假体和器械

H.1 FISCH 钛合金中耳听小骨假体

H.2 用于中耳手术中的 FISCH 特殊器械（鼓室成形术、乳突根治术、镫骨开窗术）

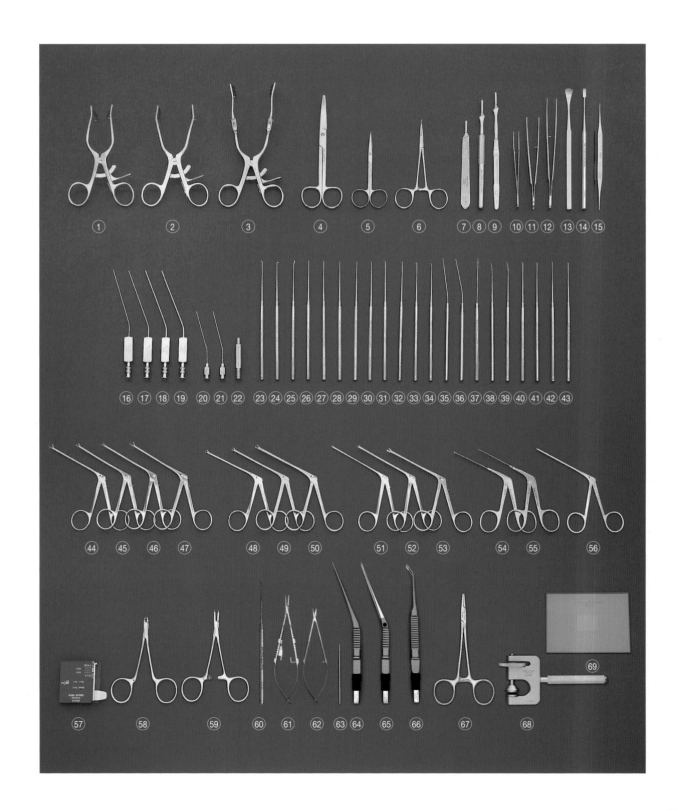

序号	编号	名　称
①	220213	FISCH耳内切口撑开器
②	219613	弯乳突撑开器（BELLUCCI），长度13cm
③	219717B	FISCH带关节耳后切口乳突撑开器
④	792003	强弯剪刀（MAYO）
⑤	213410	FISCH小鼓室成形剪刀
⑥	535312	小弯钳（蚊式）
⑦	208000	刀柄，3号，长度12.5cm
⑧	208001	FISCH圆刀柄，长度15cm
⑨	211804	FISCH脑膜刀柄，长度16cm
⑩	214500F	钟表镊，软弹簧，长度11cm
⑪	793303	小鼓室成形镊（组织镊），有齿
⑫	214000F	小鼓室成形镊，锯齿状（WULLSTEIN）
⑬	213011	FISCH乳突剥离子
⑭	477500	KEY–剥离子（弯曲式FREER剥离子）
⑮	224003	FISCH双头刮匙（HOUSE，中号）
⑯	204729	FISCH吸引管，1.2mm
⑰	204730	FISCH吸引管，1.5mm
⑱	204732	FISCH吸引管，2.0mm
⑲	204733	FISCH吸引管，2.2mm
⑳	204352	吸引接头套管，弯曲，0.7mm，7.0cm
㉑	204354	吸引接头套管，弯曲，1.0mm，7.0cm
㉒	204250	FISCH吸引转接头
㉓	226101	FISCH显微剥离子，右弯
㉔	226102	FISCH显微剥离子，左弯
㉕	226301	FISCH肌腱刀
㉖	226810	关节刀，45°，圆形
㉗	225405	钩针，45°，16cm，0.5mm
㉘	225410	钩针，45°，16cm，1.0mm
㉙	225415	钩针，45°，16cm，1.5mm
㉚	225425	钩针，45°，16cm，2.5mm
㉛	225205	钩针，90°，16cm，0.5mm
㉜	225210	钩针，90°，16cm，1.0mm
㉝	225215	钩针，90°，16cm，1.5mm
㉞	225220	钩针，90°，16cm，2.5mm
㉟	226514	FISCH测量器，0.4mm
㊱	226516	FISCH测量器，0.6mm
㊲	226501	FISCH测量杆
㊳	224812	FISCH前底板起子
㊴	224813	FISCH后底板起子
㊵	226600	FISCH手动钻孔器，0.3mm
㊶	226604	FISCH手动钻孔器，0.4mm
㊷	226605	FISCH手动钻孔器，0.5mm
㊸	226606	FISCH手动钻孔器，0.6mm
㊹	221111	FISCH小鳄鱼钳，平口，（镫骨假体压线钳）
㊺	221110	FISCH大鳄鱼钳，平口，（镫骨假体压线钳）
㊻	221201	FISCH小鳄鱼钳，锯齿状
㊼	221100	大鳄鱼钳，锯齿状（HARTMANN）
㊽	221406F	超纤细活检钳（FISCH，0.6mm）
㊾	221409	小活检钳（WULLSTEIN，0.9mm）
㊿	162020	大活检钳（HARTMANN，2.0mm）
51	222606	FISCH超纤细鼓室成形显微剪刀
52	222603	FISCH小鼓室成形显微剪刀
53	222601	大鼓室成形显微剪刀（FISCH—BELLUCCI）
54	222710	FISCH足弓剪刀，右弯
55	222720	FISCH足弓剪刀，左弯
56	222801	FISCH锤骨咬骨钳
57	227525	FISCH切割台，用于钛假体
58	227527	卡钳，用于FISCH钛砧骨假体
59	227530	持钳，用于FISCH钛砧骨假体
60	227532	FISCH显微钩，用于植入和调整FISCH钛砧骨假体
61	227528	剪刀，用于FISCH钛全听骨链假体
62	227526	持钳，用于FISCH钛全听骨链假体
63	227534	金刚砂磨钻，1.4mm，7cm，用于FISCH钛砧骨假体
64	843016	双极电凝镊，有角度，尖端0.4mm，绝缘手柄，长度16cm
65	843016F	双极电凝镊，有角度，尖端0.2mm，绝缘手柄，从弯曲到尖端没有绝缘层，长度16cm
66	842016	双极电凝镊，尖端弯曲，锐利，尖端0.5mm，绝缘，长度16cm
67	516013	持针器，钨钢，长度13cm
68	227900	SHEA静脉瓣压膜器
69	231009	FISCH玻璃切割板
70	239728	金属托盘，用于耳科器械的消毒和保存（没有列出）

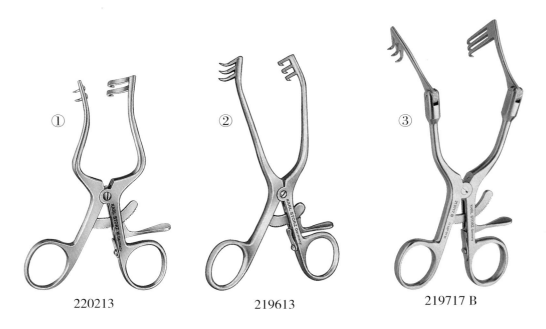

① 220213

② 219613

③ 219717 B

① 220213 　FISCH耳内切口撑开器
② 219613 　弯乳突撑开器（BELLUCCI），长度 13cm
③ 219717B 　FISCH带关节耳后切口乳突撑开器

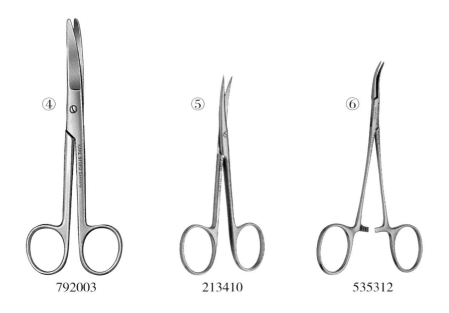

④ 792003

⑤ 213410

⑥ 535312

④ 792003 　强弯剪刀（MAYO），长度16cm
⑤ 213410 　FISCH小鼓室成形剪刀
⑥ 535312 　小弯钳（蚊式）

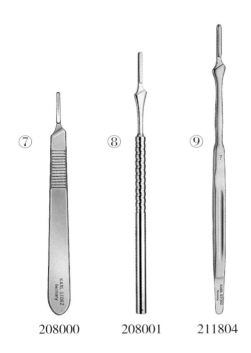

⑦ 208000   ⑧ 208001   ⑨ 211804

⑦ 208000 刀柄，3号，长度12.5cm
⑧ 208001 FISCH圆刀柄，长度15cm
⑨ 211804 FISCH脑膜刀柄，长度16cm

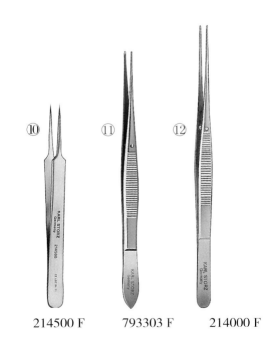

⑩ 214500 F   ⑪ 793303 F   ⑫ 214000 F

⑩ 214500F 钟表镊，软弹簧，长度11cm
⑪ 793303 小鼓室成形镊（组织镊），有齿
⑫ 214000F 小鼓室成形镊，锯齿状（WULLSTEIN）

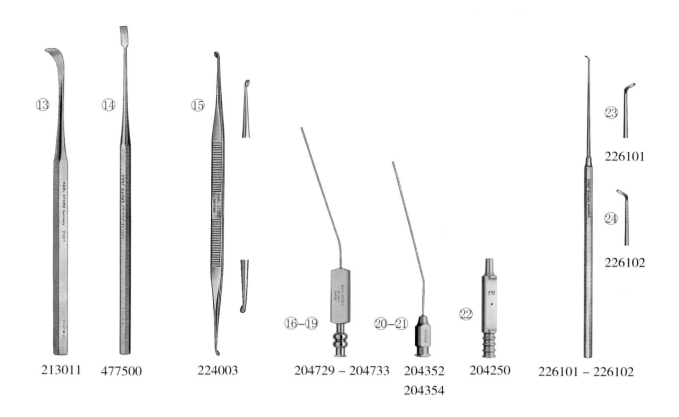

⑬	213011	FISCH乳突剥离子，10mm
⑭	477500	KEY–剥离子（弯曲式FREER剥离子），18mm
⑮	224003	FISCH双头刮匙（HOUSE，中号）
⑯	204729	FISCH吸引管，1.2mm
⑰	204730	FISCH吸引管，1.5mm
⑱	204732	FISCH吸引管，2.0mm
⑲	204733	FISCH吸引管，2.2mm
⑳	204352	吸引接头套管，弯曲，0.7mm，7.0cm
㉑	204354	吸引接头套管，弯曲，1.0mm，7.0cm
㉒	204250	FISCH吸引转接头
㉓	226101	FISCH显微剥离子，16cm，右弯
㉔	226102	FISCH显微剥离子，16cm，左弯

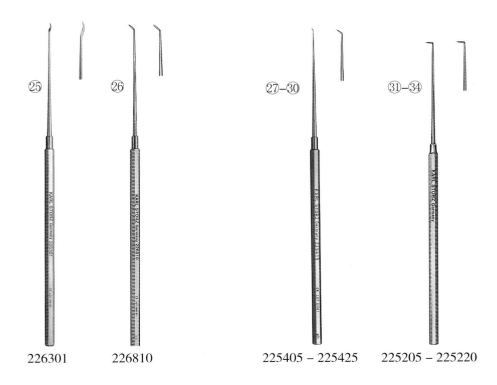

㉕	226301	FISCH肌腱刀，16cm
㉖	226810	关节刀，45°，圆形
㉗	225405	钩针，45°，16cm，0.5mm
㉘	225410	钩针，45°，16cm，1.0mm
㉙	225415	钩针，45°，16cm，1.5mm
㉚	25425	钩针，45°，16cm，2.5mm
㉛	225205	钩针，90°，16cm，0.5mm
㉜	225210	钩针，90°，16cm，1.0mm
㉝	225215	钩针，90°，16cm，1.5mm
㉞	225220	钩针，90°，16cm，2.0mm

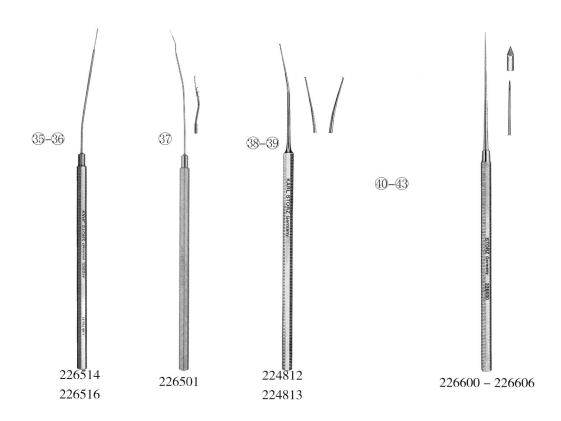

㉟	226514	FISCH测量器，0.4mm
㊱	226516	FISCH测量器，0.6mm
㊲	226501	FISCH测量杆，16.5mm
㊳	224812	FISCH前底板起子，上弯90°
㊴	224813	FISCH后底板起子，下弯90°
㊵	266000	FISCH手动钻孔器，0.3mm
㊶	226604	FISCH手动钻孔器，0.4mm
㊷	226605	FISCH手动钻孔器，0.5mm
㊸	226606	FISCH手动钻孔器，0.6mm

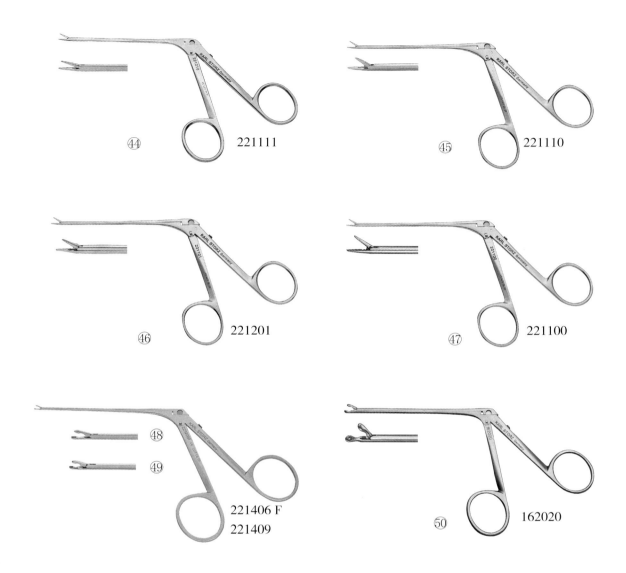

㊹	221111	FISCH小鳄鱼钳，平口，（镫骨假体压线钳）
㊺	221110	FISCH大鳄鱼钳，平口，（镫骨假体压线钳）
㊻	221201	FISCH小鳄鱼钳，锯齿状
㊼	221100	大鳄鱼钳，锯齿状（HARTMANN），0.4×3.5mm
㊽	221406F	超纤细活检钳（FISCH，0.6mm）
㊾	221409	小活检钳（WULLSTEIN，0.9mm）
㊿	162020	大活检钳（HARTMANN，2.0mm）

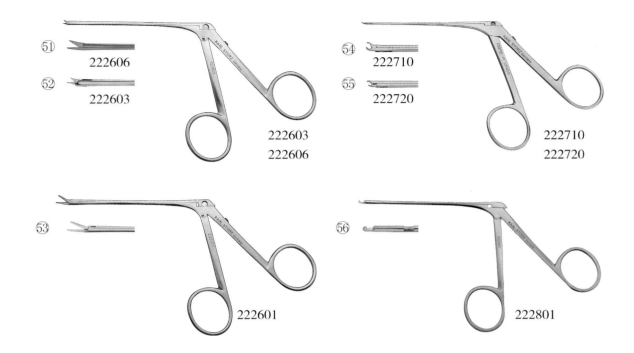

㊿ 222606

222603

222603
222606

㊀ 222710

222720

222710
222720

222601

222801

㊀ 222606 FISCH超纤细鼓室成形显微剪刀
㊀ 222603 FISCH小鼓室成形显微剪刀
㊀ 222601 大鼓室成形显微剪刀（FISCH—BELLUCCI）
㊀ 222710 FISCH足弓剪刀，右弯
㊀ 222720 FISCH足弓剪刀，左弯
㊀ 222801 FISCH锤骨咬骨钳
㊀ 227525 FISCH切割台，用于钛假体

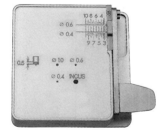

227525

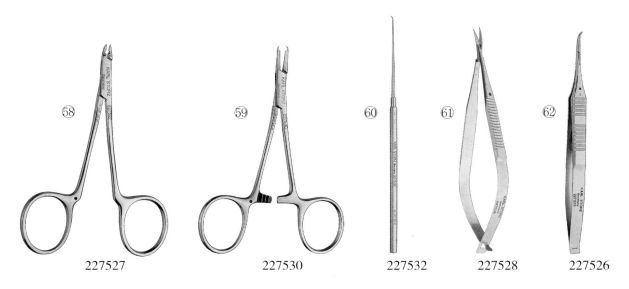

227527   227530   227532   227528   227526

⑤⑧   227527   **卡钳**，用于FISCH钛砧骨假体
⑤⑨   227530   **持钳**，用于FISCH钛砧骨假体
⑥⓪   227532   FISCH**显微钩**，用于植入和调整FISCH钛砧骨假体
⑥①   227528   **剪刀**，用于FISCH钛全听骨链假体
⑥②   227526   **持钳**，用于FISCH钛全听骨链假体

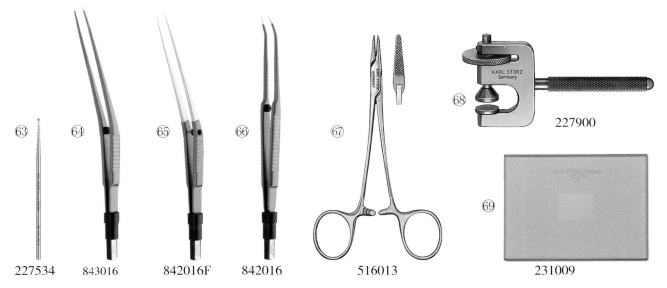

227534   843016   842016F   842016   516013   231009

⑥③   227534   **金刚砂磨钻**，1.4mm，7cm，用于FISCH钛砧骨假体
⑥④   843016   **双极电凝镊**，有角度，尖端0.4mm，绝缘手柄，长度16cm
⑥⑤   843016F   **双极电凝镊**，有角度，尖端0.2mm，绝缘手柄，从弯曲到尖端没有绝缘层，长度16cm
⑥⑥   842016   **双极电凝镊**，尖端弯曲锐利，尖端0.5mm，绝缘，长度16cm
⑥⑦   516013   **持针器**，钨钢，长度13cm
⑥⑧   227900   SHEA**静脉瓣压膜器**
⑥⑨   231009   FISCH**玻璃切割板**

FISCH 特殊器械
带有防反射涂层

特点和优势：

- 防反射涂层阻止光线反射和散射
- 防腐蚀
- 设计坚固耐用。精细的构件可以提供良好的手感和
  高度准确的操作
- 非常细的杆（特别精细咬钳）

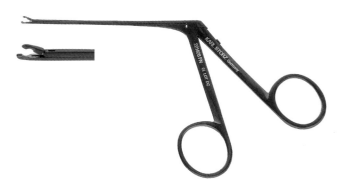

221406FN FISCH耳钳
非常纤细，椭圆形杯口，细杆，0.6mm，
工作长度8cm

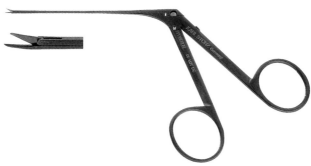

222606N FISCH–BELLUCCI显微耳剪
非常精细的剪刀片，剪刀片长度2mm，
防反射涂层，细杆，工作长度8cm

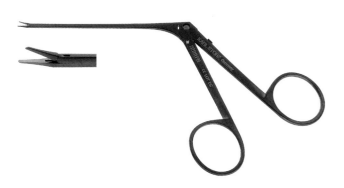

221111 FN FISCH耳钳
非常细，光滑，防反射涂层，0.4mm ×
3.5mm，工作长度8cm

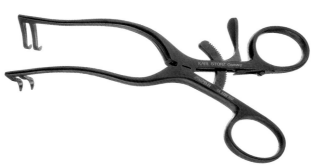

220213 N FISCH撑开器
2×2钯齿，防反射涂层，长度13cm

FISCH 钛质中耳假体

227515

227516

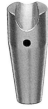

227517

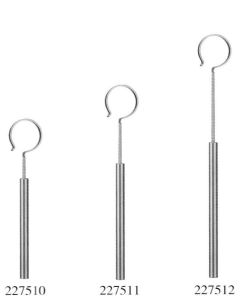

227510   227511   227512

| 227510 | FISCH钛质镫骨活塞（Piston）（短式），环与柱距离较短，长度7.0mm，直径0.4mm，已消毒 |

227515　FISCH钛质砧骨（短式），长度3.0mm，两头直径分别为1.3mm和2.0mm，已消毒

227510　FISCH钛质镫骨活塞（Piston）（短式），环与柱距离较短，长度7.0mm，直径0.4mm，已消毒

227516　FISCH钛质砧骨（正常），长度4.0mm，两头直径分别为1.3mm和2.0mm，已消毒

227511　FISCH钛质镫骨活塞（Piston）（正常），环与柱距离中等，长度8.5mm，直径0.4mm，已消毒

227517　FISCH钛质砧骨（长式），长度5.0mm，两头直径分别为1.3mm和2.0mm，已消毒

227512　FISCH钛质镫骨活塞（Piston）（长式），环与柱距离较长，长度10.0mm，直径0.4mm，已消毒

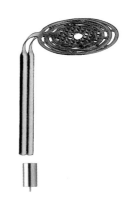

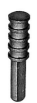

227520　FISCH钛质全听骨链，带脚，长度10.0mm，直径0.6mm，已消毒

227522　FISCH钛质新锤骨，长度5.0mm，直径1.1mm，已消毒

金属托盘用于耳科器械的消毒和保存

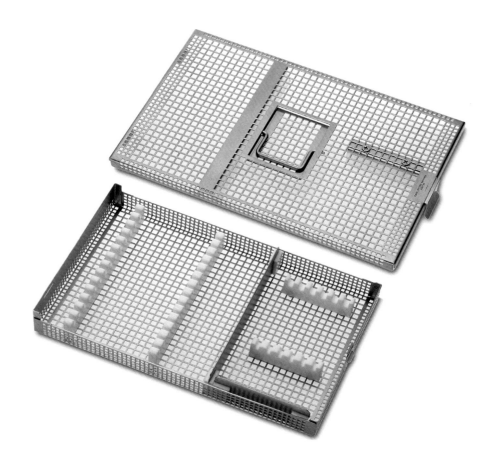

239728　　**金属托盘**
用于耳科器械的消毒和保存，有孔，可以盛放20件有八棱手柄
的直耳科显微器械，用硅树脂桥限制其活动，外径（长 × 宽 ×
高）275mm × 175mm × 36mm

UNIDRIVE® S Ⅲ ENT SCB/UNIDRIVE® S Ⅲ ECO
耳鼻咽喉科多功能动力系统

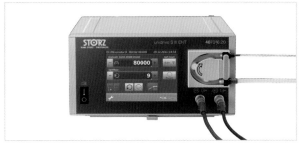

UNIDRIVE® S Ⅲ ENT SCB

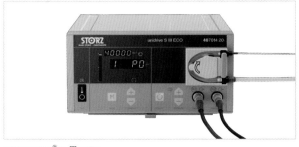

UNIDRIVE® S Ⅲ ECO

特点：	UNIDRIVE® S Ⅲ ENT SCB	UNIDRIVE® S Ⅲ ECO
触摸屏：通过触摸屏直接功能选择	●	–
存储最近一次使用设置	●	●
触摸屏优化操作调控	●	–
操作语言可选	●	–
彩色显示屏，参数易于读取	●	–
一台设备–六种功能：		
– 刨削系统，用于鼻窦和前颅底外科手术		
– INTRA电钻手柄（40000转/分钟和80000转/分钟）		
– 鼻窦钻		
– 微型摆动锯	●	●
– STAMMBERGER–SACHSE鼻内钻		
– 植皮刀		
– High–Speed电钻手柄（60000转/分钟和100000转/分钟）	●	–
两个电机连接口：可同时连接两个电机，比如刨削手柄和微型电机	●	●
软启动功能	●	–
文本错误信息	●	–
内置冲洗泵和冷却泵：	●	●
– 整个冲洗过程速度由微处理器控制，极为均匀		
– 管路连接快速、简单		
通过电机识别自动进行功能选择	●	●
转速连续可调	●	●
最大转速和电机扭矩：电机转速由微处理器控制，确保钻孔过程中事先设定的数值恒定不变	●	●
可事先设定最大转速	●	●
SCB模式可连接KARL STORZ 通信总线KARL STORZ–SCB	●	–
包括冲洗器杆	●	–

动力系统规格

系统规格

模式		产品编号	转/分钟
刨削模式	往复转模式		
操作模式：	连接手柄：		
最大转数（转/分钟）	DrillCut-X II刨削手柄	40712050	10000
	DrillCut-X II N刨削手柄	40712055	10000
鼻窦钻模式	单向转模式		
操作模式：	连接手柄：		
最大转数（转/分钟）	DrillCut-X II刨削手柄	40712050	12000
	DrillCut-X II N刨削手柄	40712055	12000
High-Speed电钻模式	顺时针或逆时针		
操作模式：	连接：		
最大转数（转/分钟）	High-Speed微型电机	20712033	60000/100000
钻头模式	顺时针或逆时针		
操作模式：	连接：		
最大转数（转/分钟）	微型电机	20711033	40000/80000
	和连接导线	20711173	
微型摆锯模式	连接：		
最大转数（转/分钟）	微型电机	20711033	15000/20000
	和连接导线	20711173	
鼻内钻模式	连接：		
最大转速（转/分钟）	微型电机	20711033	60000
	和连接导线	20711173	
植皮刀模式	连接：		
最大转速（转/分钟）	微型电机	20711033	8000
	和连接导线	20711173	
工作电源	100-240VAC，50/60HZ		
体积			
（长×高×深）	300×165×265 （mm）		
两个电机接口，可并联两个电机			
内置冲洗泵：			
流量：	共有九级可调		

*建议将转速设定为4000转/分，这时抽吸性能比最有效。

	UNIDRIVE® S III ENT SCB	UNIDRIVE® S III ECO
触摸屏：	6.4英寸/300 cd/m²	
重量：	5.2 kg	4.7 kg
认证标准：	IEC 60-1，按照MDD指定CE标准	符合IEC 60601-1
操作语言：	英文、法文、德文、西班牙文、意大利文、葡萄牙文、希腊文、土耳其文、波兰文、俄文	数字代码

动力系统

高性能EC微型电机 II 和High-Speed微型电机的特点

高性能微型电机 II 特点：

- 自冷式、无刷高性能EC微型电机 II
- 体积最小
- 耐高温高压
- 可机器清洗
- 可拆开式连接导线

- 带INTRA连接线、应用广泛
- 最大扭矩4Ncm
- 可持续调整转速至40000转/分钟
- 配合相应的手柄转数可达到80000转/分钟

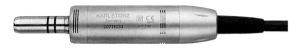

20711033

20711033　高性能EC微型电机II，与UNIDRIVE® II/UNIDRIVE® ENT/OMFS/
　　　　　NEURO/ECO和连接导线20711073或20711173配套使用

20711173　连 接 导 线，用 于 连 接 高 性 能 E C 微 型 电 机 II 20711033 与
　　　　　UNIDRIVE®
　　　　　ENT /NEURO/ECO

High–Speed微型电机特点：

- 无刷High-Speed微型电机
- 体积最小
- 耐高温高压
- 可机器清洗

- 最大扭矩6Ncm
- 可持续调整转速至60000转/分钟
- 配合相应的手柄转速可达到100000转/分钟

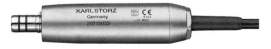

20712033

20712033　High-Speed微型电机，最大转60000转/分钟，包括连接导线，与
　　　　　UNIDRIVE®
　　　　　ENT /NEURO配套使用

Unidrive® S Ⅲ ENT SCB，（新品）

Undirive® S Ⅲ ECO
推荐标准配置

Unidrive® S Ⅲ ENT SCB

Undirive® S Ⅲ ECO

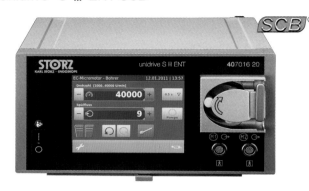

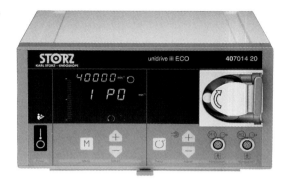

40701601–1

40701420

40701601–1 Unidrive® S Ⅲ ENT SCB，电机控制设备，带彩色显示器，触摸屏操作，两个电机连接口，内置冲洗泵和集成SCB模块，工作电源100–240VAC，50/60Hz

包括清单：

电源线

冲洗杆

双踏板脚踏，两级，带比例控制功能

硅胶软管套件，用于冲洗，可消毒，

夹子，与硅胶软管20711640配套使用

SCB连接线，长度100cm

一次性使用软管套件，无菌，3件/包装

40701401 Undirive® S Ⅲ ECO，电机控制设备带两个电机连接口，内置冲洗泵，工作电压100–240VAC，50/60Hz

包括清单：

电源线

双踏板脚踏，两级，带比例控制功能

硅胶软管套件，用于冲洗，可消毒，

夹子，与硅胶软管20711640配套使用

技术参数：

触摸屏	Unidrive® S Ⅲ ENT SCB：6.4英寸/300 cd/m^2	体积（长×高×宽）	300×165×265（mm）
		重量	5.2 kg
流量	九级	认证标准	EC 60–1，CE acc. to MDD
工作电源	100–240 VAC，50/60 Hz		

 *
mtp medical technical promotion gmbh,
Take–Off GewerbePark 46, D–78579 Neuhausen ob Eck, Germany

Unidrive® S Ⅲ ENT SCB，（新品）

Undirive® S Ⅲ ECO

系统组成

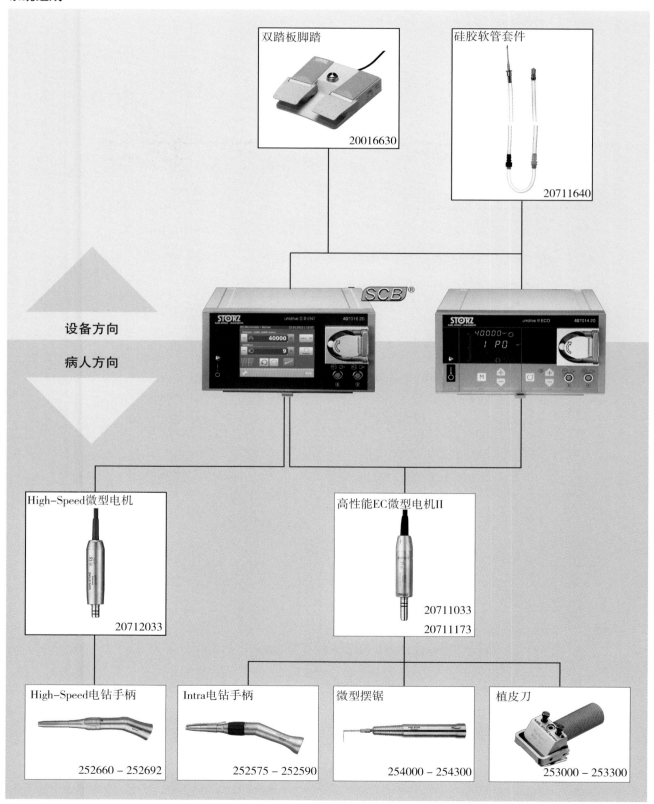

双踏板脚踏

20016630

硅胶软管套件

20711640

设备方向

病人方向

High-Speed微型电机

20712033

高性能EC微型电机Ⅱ

20711033
20711173

High-Speed电钻手柄

252660 – 252692

Intra电钻手柄

252575 – 252590

微型摆锯

254000 – 254300

植皮刀

253000 – 253300

Unidrive® S Ⅲ ENT SCB 及 Undirive® S Ⅲ ECO
可选附件

	280053	**通用喷雾剂**，6瓶装，每瓶500ml，危险物品，符合UN 1950标准，包括： **喷头**
	280053C	**喷头**，用于处理INTRA电钻手柄，与通用喷雾剂280053B配套使用
	031131–10*	**软管套件**，冲洗用，一次性使用，10支/包装

* mtp medical technical promotion gmbh,
Take–Off GewerbePark 46, D–78579 Neuhausen ob Eck, Germany

Intra 电钻手柄

耳显微外科用

特点：

- 安装拆卸无需工具
- 向右/向左旋转
- 最大转速可达40000转或80000转/分钟
- 可分离冲洗通道
- 构造轻便

- 震动小
- 低维护费用
- 可机器清洗
- 安全握持

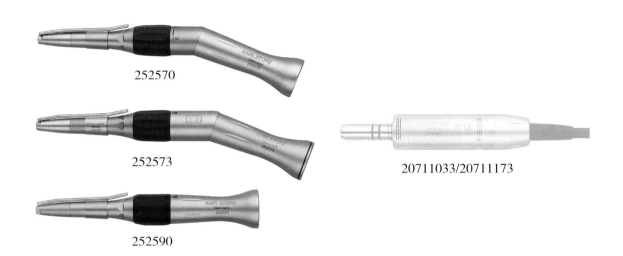

252570

252573

252590

20711033/20711173

252570	INTRA电钻手柄，弯手柄，长度12.5cm，传动比1：1（40,000 rpm），与KARL STORZ EC高性能EC微型电机II和直杆钻头配合使用
252573	INTRA电钻手柄，弯手柄，长度13cm，传动比1：2（80,000 rpm），与KARL STORZ EC高性能EC微型电机II和直杆钻头配合使用
252590	INTRA电钻手柄，直手柄，长度11cm，传动比1：1（40,000 rpm），与KARL STORZ EC高性能EC微型电机II和直杆钻头配合使用

钻头

直杆磨钻头，长度7cm，
与INTRA电钻手柄252590，252570，252573配套使用

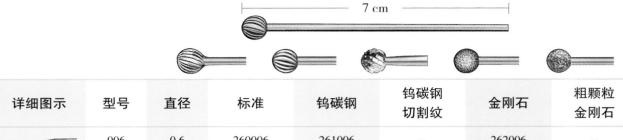

详细图示	型号	直径	标准	钨碳钢	钨碳钢切割纹	金刚石	粗颗粒金刚石
	006	0.6	260006	261006	–	262006	–
	007	0.7	260007	261007	–	262007	–
	008	0.8	260008	261008	–	262008	–
	010	1	260010	261010	–	262010	–
	014	1.4	260014	261014	26114	262014	–
	018	1.8	260018	261018	–	262018	–
	023	2.3	260023	261023	261123	262023	262223
	027	2.7	260027	261027	–	262027	262227
	031	3.1	260031	261031	261131	262031	262231
	035	3.5	260035	261035	–	262035	262235
	040	4	260040	261040	261140	262040	262240
	045	4.5	260045	261045	–	262045	262245
	050	5	260050	261050	261150	262050	262250
	060	6	260060	261060	26160	262060	262260
	070	7	260070	261070	–	262070	262270

260000　**标准直杆钻头**，防锈，型号006–070，长度7cm，一套15个
261000　**钨碳钢直杆钻头**，防锈，型号006–070，长度7cm，一套15个
261100　**钨碳钢直杆钻头**，横割纹，防锈，型号014–060，长度7cm，一套6个
262000　**金刚石直杆钻头**，防锈，型号006–070，长度7cm，一套15个
262200　**快速金刚石直杆钻头**，防锈，粗颗粒金刚石表面涂层可实现精确磨削，无需手压，产生最少的热量，型号023–070，长度7cm一套9个，颜色：金色

钻头

直杆钻头，长度5.7cm

与INTRA电钻手柄252590，252570，252573配套使用

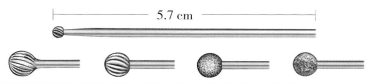

详细图示	型号	直径	标准	硬金属	硬金属切割纹	金刚石	粗颗粒金刚石
	014	1.4	649614 K	649614 HK	649614 Q	649714 K	–
	018	1.8	649618 K	649618 HK	–	649718 K	–
	023	2.3	649623 K	649623 HK	6496123 Q	649723 K	649723 GK
	027	2.7	649627 K	649627 HK	–	649727 K	649727 GK
	031	3.1	649631 K	649631 HK	6496131 Q	649731 K	649731 GK
	035	3.5	649635 K	649635 HK	–	649735 K	649735 GK
	040	4	649640 K	649640 HK	6496140 Q	649740 K	649740 GK
	045	4.5	649645 K	649645 HK	–	649745 K	649745 GK
	050	5	649650 K	649650 HK	6496150 Q	649750 K	649750 GK
	060	6	649660 K	649660 HK	649660 Q	649760 K	649760 GK
	070	7	649670 K	649670 HK	–	649770 K	649770 GK

649600K	标准直杆钻头，防锈，型号014–070，长度5.7cm，一套11个
649600HK	钨碳钢直杆钻头，防锈，型号014–070，长度7cm，一套11个
649700 K	金刚石直杆钻头，防锈，型号014–070，长度5.7cm，一套11个
649700 GK	快速金刚石直杆钻头，防锈，带粗颗粒金刚石涂层，用力很小便可实现精确钻孔和打磨，并且产生热量极小，型号023–070，长度5.7cm，一套9个 标志色：金色

直杆钻头，圆柱形、圆桶形和蓓蕾型

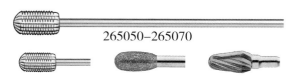

265050–265070

尺寸	直径（mm）	圆柱形	圆桶形	蓓蕾形
			长度7cm	
020	2	–	262560	–
040	4	–	262561	–
050	5	265050	–	263050
060	6	265060	–	263060
070	7	265070	–	263070

钻头附件

LINDMANN钻头，圆锥形，防锈，长度7cm

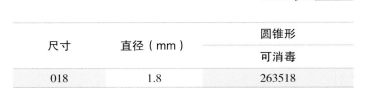

尺寸	直径（mm）	圆锥形
		可消毒
018	1.8	263518
020	2.1	263521
023	2.3	263523

钻头附件

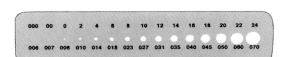
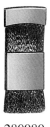
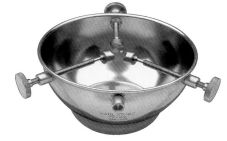

280090   280080   280120

280090   钻头型号板，用于钻头，不锈钢制，可消毒
280080   钢丝刷，用于清洁无创钳口，可消毒，5只/包装
280120   颞骨固定器，碗状，带3个螺栓以固定岩骨，带冲洗液外流管道

钻头附件

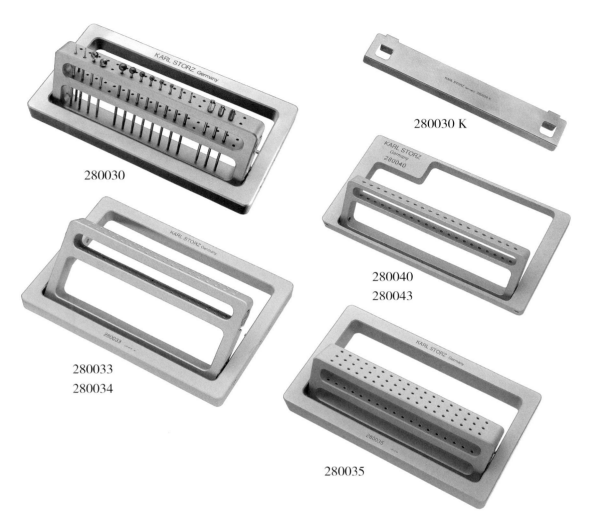

280030

280030 K

280040
280043

280033
280034

280035

280030	**摆架**，可放置36个钻杆平滑、长7cm的钻头，可折叠，可消毒，尺寸22×11.5×2（cm）
280030 K	**金属板条**，用于固定到摆架280030上，可放置18个长度为7cm和16个长度为5.7cm的钻头，规格16×2.5×1（cm）
280033	**摆架**，可放置36个直杆钻头、长9.5cm，可折叠，可消毒，尺寸22×14×2（cm）
280034	**摆架**，可放置36个直杆钻头、长12.5cm，可折叠，可消毒，尺寸22×17×2（cm）
280035（新品）	**摆架**，可放置54个直杆钻头、长5cm（36件）和长7cm（18件），可折叠，可消毒，尺寸22×12.5×3（cm）
280040（新品）	**摆架**，扁平型，可放置21个直杆钻头、长7cm，可折叠，可消毒，尺寸17.5×9.5×1.2（cm）
280043（新品）	**摆架**，扁平型，可放置21个直杆钻头、长9.5cm，可折叠，可消毒，尺寸17.5×11.5×1.2（cm）

请注意： 所示钻头不包括在摆架内。

钻头附件

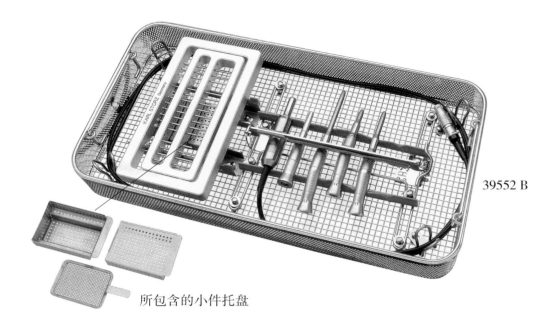

所包含的小件托盘

| 39552 A | **网托盘**，为KARL STORZ钻/磨系统配件在清洁和消毒过程中提供安全存放，含小件托盘，与摆架280030配套使用，不包含摆架 |

可存放：
- 最多6个INTRA电钻手柄
- 连接导线
- EC微型电机
- 小件托盘

| 39552 B | **网托盘**，为KARL STORZ钻/磨系统配件在清洁和消毒过程中提供安全存放，含小件托盘，与摆架280030配套使用，包含摆架 |

可存放：
- 最多6个INTRA电钻手柄
- 连接导线
- EC微型电机
- 最多36个钻头和磨头
- 小件托盘

请注意： 图中所示器械不包括在消毒储存盒内。

Unidrive® S Ⅲ ENT SCB（新品）

High-Speed电钻手柄，弯手柄，100,000转/分钟

与杆直径为3.17mm的High-Speed钻头和High-Speed
微型电机20712033配套使用

100,000转/分
直径7.5mm

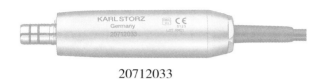

20712033

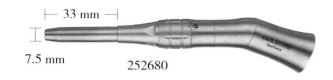

33 mm

7.5 mm   252680

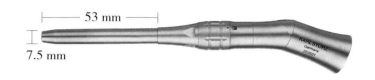

53 mm

7.5 mm

252680	High-Speed电钻手柄，短款，弯手柄，100,000转/分钟，与High-Speed微型电机20712033配套使用
252681	High-Speed电钻手柄，中号，弯手柄，100,000转/分钟，与High-Speed微型电机20712033配套使用

Unidrive® S Ⅲ ENT SCB（新品）

High-Speed电钻手柄，弯手柄，100,000转/分钟

与杆直径为2.35mm的High-Speed钻头和High-Speed
微型电机20712033配套使用

60,000转/分
直径5.5mm

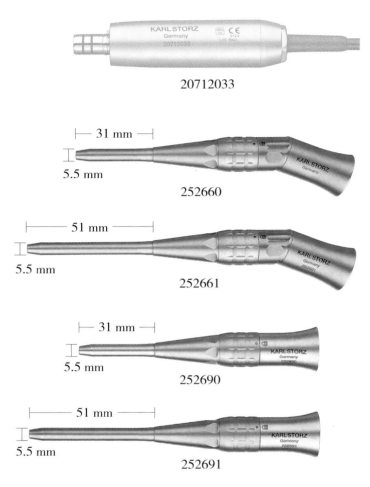

20712033

252660

252661

252690

252691

252660	High-Speed**电钻手柄**，超短型，弯手柄，60,000转/分钟，与High-Speed微型电机20712033配套使用
252661	High-Speed**电钻手柄**，短型，弯手柄，60,000转/分钟，与High-Speed微型电机20712033配套使用
252690	High-Speed**电钻手柄**，超短型，直手柄，60,000转/分钟，与High-Speed微型电机20712033配套使用
252691	High-Speed**电钻手柄**，短型，直手柄，60,000转/分钟，与High-Speed微型电机20712033配套使用

Unidrive® S Ⅲ ENT SCB（新品）

High-Speed标准钻头，High-Speed金刚石钻头

与100,000转/分钟的High-Speed电钻手柄配套使用

| 100,000转/分 |
| 直径7.5mm |

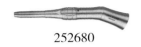

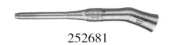

252680   252681

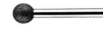 High-Speed标准钻头，100,000转/分钟，一次性使用，无菌，5件/包装

直径mm	短型	中号
1	350110 S	350110 M
2	350120 S	350120 M
3	350130 S	350130 M
4	350140 S	350140 M
5	350150 S	350150 M
6	350160 S	350160 M
7	350170 S	350170 M

High-Speed金刚石钻头，100,000转/分钟，一次性使用，无菌，5件/包装

直径mm	短型	中号
1	350210 S	350210 M
2	350220 S	350220 M
3	350230 S	350230 M
4	350240 S	350240 M
5	350250 S	350250 M
6	350260 S	350260 M
7	350270 S	350270 M

Unidrive® S Ⅲ ENT SCB（新品）

High-Speed金刚石钻头，High-Speed橡子形钻头，High-Speed圆桶形钻头，
High-Speed神经钻头

与100,000转/分钟的High-Speed电钻手柄配套使用

100,000转/分
直径7.5mm

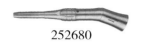
252680

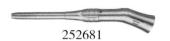
252681

High-Speed金刚石钻头，粗颗粒，100,000转/分钟，一次性使用，无菌，5件/包装

直径mm	短型	中号
3	350330 S	350330 M
4	350340 S	350340 M
5	350350 S	350350 M
6	350360 S	350360 M
7	350370 S	350370 M

High-Speed橡形钻头，100,000转/分钟，一次性使用，无菌，5件/包装

直径mm	短型	中号
7.5	350675 S	350675 M
9	350690 S	350690 M

High-Speed桶形钻头，100,000转/分钟，一次性使用，无菌，5件/包装

直径mm	短型	中号
6	350960 S	350960 M
9.1	350991 S	350991 M

High-Speed神经钻头，100,000数/分钟，一次性使用，无菌，5件/包装

直径mm	短型	中号
1.8	350718 S	350718 M
3	350730 S	350730 M

Unidrive® S Ⅲ ENT SCB（新品）

High-Speed标准钻头，High-Speed金刚石钻头

与60,000转/分钟的High-Speed电钻手柄配套使用

60,000转/分
直径5.5mm

252660

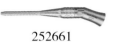
252661

252690

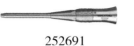
252691

 High-Speed标准钻头，60,000转/分钟，一次性使用，无菌，5件/包装

直径mm	超短型	短型
1	330110 ES	330110 S
2	330120 ES	330120 S
3	330130 ES	330130 S
4	330140 ES	330140 S
5	330150 ES	330150 S
6	330160 ES	330160 S
7	330170 ES	330170 S

 High-Speed金刚石钻头，60,000转/分钟，一次性使用，无菌，5件/包装

直径mm	超短型	短型
0.6	330206 ES	330206 S
1	330210 ES	330210 S
1.5	330215 ES	330215 S
2	330220 ES	330220 S
3	330230 ES	330230 S
4	330240 ES	330240 S
5	330250 ES	330250 S
6	330260 ES	330260 S
7	330270 ES	330270 S

Unidrive® S Ⅲ ENT SCB（新品）

High-Speed金刚石钻头，High-Speed柱形钻头，
LINDEMANN High-Speed钻头

与100,000转/分钟的High-Speed电钻手柄配套使用

60,000转/分
直径5.5mm

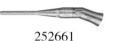

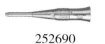

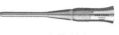
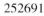

252660   252661   252690   252691

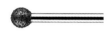

High-Speed金刚石钻头，粗颗粒，60,000转/分钟，一次性使用，无菌，5件/包装

直径mm	超短型	短型
3	330330 ES	330330 S
4	330340 ES	330340 S
5	330350 ES	330350 S
6	330360 ES	330360 S
7	330370 ES	330370 S

High-Speed柱形钻头，60,000转/分钟，一次性使用，无菌，5件/包装

直径mm	超短型	短型
4	330440 ES	330440 S
6	330460 ES	330460 S

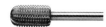

LINDEMANN High-Speed钻头，60,000转/分钟，一次性使用，无菌，5件/包装

规格mm（直径×长度）	超短型	短型
直径2.1/11	330511 ES	330511 S
直径2.3/26	330526 ES	330526 S

IMAGE 1 SPIES™ 摄像系统（新品）

:spies™

经济节省，无限扩展
- 模块化设计
- 兼容（向前/后）各种型号的电子镜和全高清摄像头

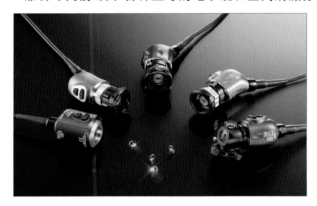
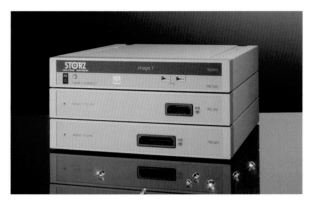

创新设计
- 智能化图标——直观的图形化界面，即时显示系统当前状态
- 桌面菜单——在使用前快速检查系统状态
- 系统菜单——允许医生在手术中自由调整

"智能化图标"

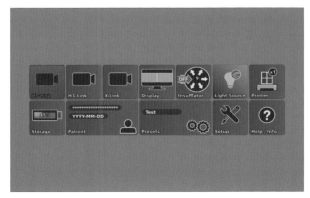

"桌面菜单"

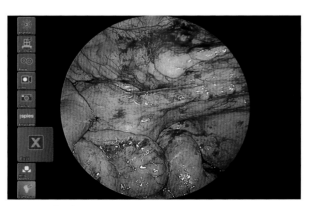

"即时菜单"

IMAGE 1 SPIES™ 摄像系统（新品）

:spies™

卓越的成像

- 全高清摄像系统下的锐利图像
- 光学硬镜和电子软镜均可使用

- SPIES™模式可以实现：均匀照明，对比度增强以及颜色转换

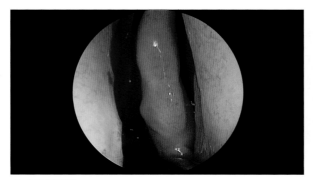

全高清图像

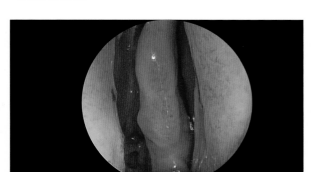

SPIES™ CLARA模式

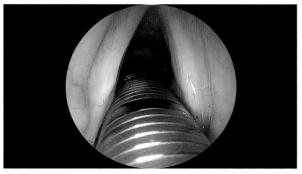

全高清图像

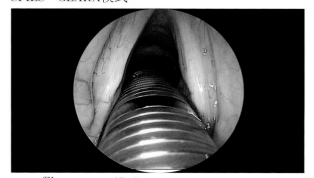

SPIES™ CHROMA模式

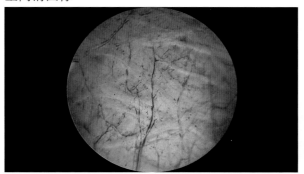

全高清图像

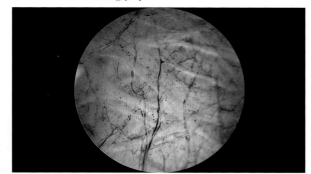

SPIES™ SPECTRA A模式

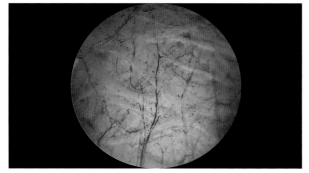

全高清图像

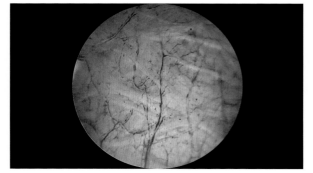

SPIES™ SPECTRA B模式

IMAGE 1 SPIES™ 摄像系统（新品）

:spies™

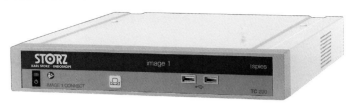

TC 200EN

TC 200EN* IMAGE1主机，主机模块，最多可以连接3个连接模块，分辨率为 1920×1080像素，具有整合的KARL STORZ SCB控制模块以及数字化图像处理模块。工作电源：100 – 120VAC/200 – 240VAC，50/60 Hz

包装清单：

电源线，长度为300cm

DVI–D连接线，长度为300cm

SCB连接线，长度为100cm

U盘，32GB

*支持如下语言：德语，英语，法语，意大利语，葡萄牙语，俄语

参数：

HD 视频输出端口	– 2×DVI–D – 1×3G–SDI	工作电源	100 – 120VAC/200 – 240VAC
信号输出格式	1920×1080p，50/60Hz	电源频率	50/60 Hz
视频输入连接	3×	防护等级	1类，CF–Defib
USB端口	4×USB，（前面板2个，后面板2个）	体积（宽×高×深）	305×55×318（mm）
SCB端口	2×6–pin mini–DIN	重量	2.1 kg

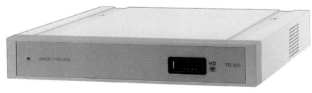

TC 300

TC 300 IMAGE1 H3连接模块，连接模块，连接IMAGE 1三晶片全高清摄像头。电源：100 – 120VAC/200 – 240VAC，50/60 Hz。与IMAGE 1 TC 200EN主机结合使用

包装清单：

电源线，长度为300cm

连接线，长度为30cm

参数：

摄像系统	TC 300 (H3连接模块)
支持的摄像头/电子镜种类	TH 100，TH 101，TH 102，TH 103，TH 104，TH 106（支持SPIES™功能） 22220055–3，22220056–3，22220053–3，22220060–3，22220061–3，22220054–3 （不支持SPIES™功能）
视频输出端口	1×
工作电源	100 – 120VAC/200 – 240VAC
电源频率	50/60 Hz
防护等级	1类，CF–Defib
体积（宽×高×深）	305×55×318（mm）
重量	1.86kg

手术显微镜用高清摄像系统

直接适配

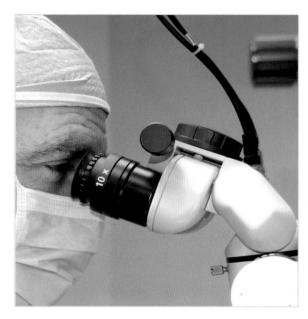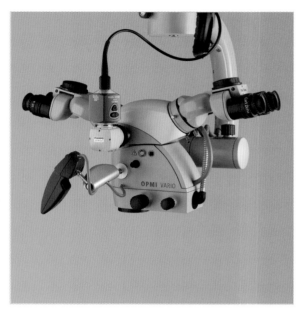

可以与 Carl Zeiss Meditec VARIO 手术显微镜直接适配

利用手术显微镜，外科医生可以获得良好的手术视野。但是，助手、学生和护士却只能看到较差的手术视野视频显示，特别是在没有全高清视频显示的时候。

KARL STORZ利用最新的全高清图像技术为任意品牌的显微镜升级提供了一站式解决方案。为了获得更好的视野效果，视频系统里的每一部分——从摄像机到监视器——都必须具有最好的质量。

摄像机和显示器之间最直接和专业的连接就是所谓的直接适配。

这里， H3-M COVIEW®显微镜摄像机和相应的QUINTUS®电视适配器直接通过C-MOUNT适配器与显微镜连接。

IMAGE 1 SPIES™ 摄像系统（新品）

:spies™

和IMAGE 1 SPIES™摄像系统结合使用
IMAGE 1 TC 200EN主机模块，IMAGE 1 TC300 H3连接模块以及
所有IMAGE 1 HUB™ HD高清摄像头

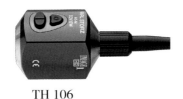

TH 106

TC 200EN* **IMAGE 1H3连接模块–COVIEW® SPIES™ 三晶片全高清摄像头**，支持SPIES™功能，最大分辨率为1920×1080像素，逐行扫描。具有C–MOUNT连接器，可以连接到手术显微镜。具有2个可自由编程的摄像头按键。摄像头线缆长900cm，可拆卸。可以结合IMAGE 1 SPIES™以及IMAGE 1 HUB™ HD/HD使用

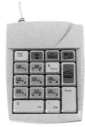

20 200 1 31

20200131 **小型键盘**，结合H3模块摄像头使用，用于便捷的控制大部分的H3模块摄像头的功能。具有PS/2连接器，线长1m。可以替换为标准键盘，和H3模块摄像头以及H3模块COVIEW®摄像头结合使用，只能兼容IMAGE 1 HUB™ HD，不能兼容IMAGE 1 SPIES™

参数：

MAGE 1全高清摄像头	H3连接模块–COVIEW® SPIES™
产品编号	TH 106
图像传感器	3×1/3 英寸CCD芯片
输出像素（H×V）	1920×1080
体积（宽×高×深）	45×50×60（mm）
重量	240g
光学接口	C–MOUNT连接器
最低光感	F 1.9/1.4 Lux
连接方法	C–MOUNT连接
电源线	可拆卸
电源线长度	900cm

手术显微镜用高清摄像系统

系统组件

QUINTUS®-高性能手术显微镜电视适配器

用KARL STORZ 全高清图像解决方案全面提升CARL ZEISS MEDITEC 手术显微镜的卓越性能。

新一代QUINTUS®电视适配器是手术显微镜和 KARL STORZ H3-M COVIEW®全高清手术显微镜摄像头之间的完美光学接口。

QUINTUS®的创新特色是易于应用，因此，QUINTUS®是市场上最灵活的电视适配器。

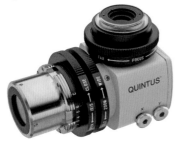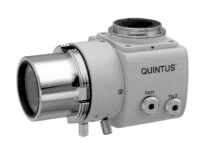

QUINTUS®的5个主要特点

- QUINTUS®电视适配器上的C-MOUNT适配器可以旋转，使其在装配过程中能够很快调整到摄像机的方向
- 焦距控制使其能够非常便利的调整焦距（得到完美锐利的摄像头和显微镜图像）
- 光圈控制使其能够方便的调节到最佳的术野

- 水平调节功能可以调整摄像机图像的水平位置
- 垂直调节功能可以调整摄像机图像的垂直位置，水平调节和垂直调节功能可以帮助医生根据自己的需要调整摄像机的位置
- QUINTUS®变焦模式的可变焦范围是43-86 mm。这个功能极大地方便了手术医生记录所需画面

QUINTUS®电视适配器的焦距

QUINTUS®电视适配器有固定焦距模式和可变焦距两种模式可选。固定焦距有两个可用焦距（45mm和55mm）；而可变焦距模式下的变焦范围是43-86 mm。这里提供了最佳的16∶9全高清图像，使用KARL STORZ H3-M COVIEW® HD显微摄像头拍摄。

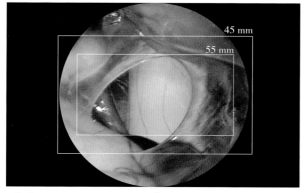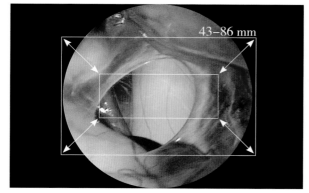

固定焦距：H3-M COVIEW® 摄像图片，使用固定焦距（45mm和55mm）的QUINTUS®电视适配器

可变焦距：可调节的H3-M COVIEW® 摄像图片，使用可变焦距（43-86mm）的QUINTUS®可变焦距电视适配器

手术显微镜用高清摄像系统

系统组件

QUINTUS®电视适配器，适用于固定焦距的CARL ZEISS MEDITEC手术显微镜

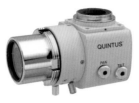

20923045/20923055

| 20923045 | QUINTUS® Z 45电视适配器，适用于CARL ZEISS MEDITEC 手术显微镜， f=45mm，推荐使用IMAGE 1 HD H3-M /H3-M COVIEW®摄像头 |

20923055　QUINTUS® Z 55电视适配器，适用于CARL ZEISS MEDITEC 手术显微镜， f=55mm，推荐使用IMAGE 1 HD H3-M /H3-M COVIEW®，H3，H3-Z，IMAGE 1 S1和S3摄像头

QUINTUS®可变焦距电视适配器 ，适用于可变焦距的CARL ZEISS MEDITEC手术显微镜

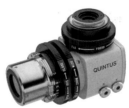

20923000 Z

20923000 Z QUINTUS®可变焦距电视适配器，适用于CARL ZEISS MEDITEC手术显微镜，变焦范围为 f=43~86 mm，结合KARL STORZ（标清和高清）摄像头使用

其他用于CARL ZEISS MEDITEC手术显微镜的附件

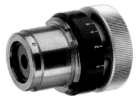

20925000

20925000　光圈，适用于ZEISS Pentero®，光圈是QUINTUS® 电视适配器和ZEISS Pentero® 手术显微镜之间的必备部件

301513

301513　分光器50/50，适用于ZEISS手术显微镜和阴道镜

提示： 其他手术显微镜的分光器（如LEICA和Moller-Wedel），请直接联系厂家。

手术显微镜用高清摄像系统

系统组件

QUINTUS®电视适配器，适用于固定焦距的LEICA手术显微镜

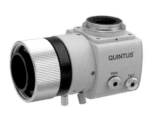

20933045/20933055

20933045 　QUINTUS®L 45电视适配器，适用于LEICA 手术显微镜，f=45mm，推荐使用IMAGE 1 H3-M /H3-M COVIEW® 高清显微镜摄像头

20933055 　QUINTUS® L 55电视适配器，适用于LEICA手术显微镜，f=45mm，推荐使用IMAGE 1 高清H3-M /H3-M COVIEW®，H3，H3-Z，S1和S3摄像头

QUINTUS®电视适配器 ，适用于可变焦距的LEICA手术显微镜

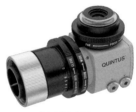

20933000 Z

20923000 Z　QUINTUS®可变焦电视适配器，适用于LEICA手术显微镜，变焦范围为 f=43~86 mm，结合KARL STORZ（标清和高清）摄像头使用

QUINTUS®电视适配器 ，适用于固定焦距的Moller-Wedel手术显微镜

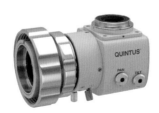

20953045/20953055

20953045 　QUINTUS® M 45电视适配器，适用于Moller Wedel手术显微镜，f=45mm，推荐使用IMAGE 1高清 H3-M /H3-M COVIEW® 摄像头

20933055 　QUINTUS® M 55电视适配器，适用于Moller Wedel手术显微镜，f=55mm，推荐使用IMAGE 1高清H3-M /H3-M COVIEW®，H3，H3-Z，S1和S3摄像头

提示：其他手术显微镜的分光器（如LEICA和Moller-Wedel），请直接联系厂家。

KARL STORZ 显示器

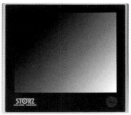

9619 NB

9619 NB 　19英寸高清显示器，色彩制式为PAL/NTSC，最大分辨率为1280×1024，工作电源为100–240VAC，50/60 Hz
包装清单：
24 VDC外部电源
DVI–D连接线
BNC视频线
VGA视频线
S–Video（Y/C）连接线

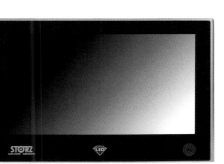

9627 NB/NB–2

9627 NB 　27英寸高清显示器，挂壁式，具有VESA 100连接器。色彩制式为PAL/NTSC，最大分辨率为1920×1080，图像格式为16：9。工作电源为85–265VAC，50/60 Hz
包装清单：
24 VDC外部电源
DVI–D连接线
BNC视频线
VGA视频线
S–Video（Y/C）连接线

9627 NB–2 　同上，具有双倍的视频输入端口

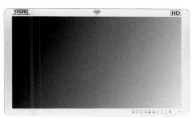

9826 NB

9826 NB 　26英寸全高清显示器，挂壁式，具有VESA 100连接器。色彩制式为PAL/NTSC，最大分辨率为1920×1080，图像格式为16：9。工作电源为100–240VAC，50/60 Hz
包装清单：
24 VDC外部电源
电源线

KARL STORZ 显示器

KARL STORZ HD 和全高清显示器	19″	26″	27″	26″
用VESA 100连接器固定在墙上	9619NB	9626NB	9627NB	9627NB–2
输入				
DVI–D	1×	1×	1×	2×
光学纤维	–	–	可选	可选
3G–SDI	–	1×	–	可选
RGBS/VGA	1×	1×	1×	2×
S–端子	1×	1×	1×	2×
复合信号/FBAS	1×	1×	1×	2×
输出				
DVI–D	1×	1×	1×	1×
S–端子	1×	–	1×	1×
复合信号/FBAS	1×	1×	1×	1×
RGBS（VGA）	1×	–	–	–
3G–SDI	–	1×	–	可选
信号显示格式				
4∶3	●	●	●	●
5∶4	–	●	●	●
16∶9	–	●	●	●
画中画	●	●	●	●
PAL/NTSC 兼容	●	●	●	●

可选配件：

9826 SF   基座，用于9826 NB监视器

9626 SF   基座，用于96××系列监视器

参数：

KARL STORZ HD和 全高清显示器	19″	26″	27″
带基座桌式	可选	可选	可选
产品号	9619 NB	9826 NB	9627 NB/NB–2
亮度	170 cd/m²	500 cd/m²	240 cd/m²
最大视角	178° 垂直	178° 垂直	178° 垂直
点距	0.29mm	0.30mm	0.30mm
反应时间	5ms	8ms	12ms
对比度	500∶1	1400∶1	3000∶1
安装	100mmVESA	100mmVESA	100mm VESA
重量	10kg	7.7kg	9.8kg
额定功率	38W	69W	45W
工作条件	0~40℃	5~35℃	0~40℃
贮存	−20~60℃	−20~60℃	−20~60℃
相对湿度	最大80%	最大85%	最大85%
体积（宽×高×深）	469.5×416×75.5（mm）	643×396×87（mm）	699×445.6×55（mm）
工作电源	100~240 VAC	100~240 VAC	85~265 VAC